百姓药学读物 | 总主编◎胡晋红

医院制剂管理与合理使用

YIYUAN ZHIJI
GUANLI YU
HELI SHIYONG

主　编　陈锦珊

副主编　曾棋平　陈根光　杨雅瑾

编　委　（按姓氏拼音排序）

　　　　蔡跃辉　曹毅祥　陈根光　陈锦珊

　　　　陈美惠　韩惠强　黄丽珊　赖　青

　　　　刘晓玲　沈秋莲　杨雅瑾　曾棋平

海峡出版发行集团　福建科学技术出版社
THE STRAITS PUBLISHING & DISTRIBUTING GROUP　FUJIAN SCIENCE & TECHNOLOGY PUBLISHING HOUSE

图书在版编目（CIP）数据

医院制剂管理与合理使用/陈锦珊主编.—福州：
福建科学技术出版社，2020.12
（百姓药学读物）
ISBN 978-7-5335-6320-2

Ⅰ.①医… Ⅱ.①陈… Ⅲ.①医院—药房—药政管理
Ⅳ.① R952

中国版本图书馆 CIP 数据核字（2020）第 259194 号

书　　名　医院制剂管理与合理使用
　　　　　百姓药学读物
主　　编　陈锦珊
出版发行　福建科学技术出版社
社　　址　福州市东水路 76 号（邮编 350001）
网　　址　www.fjstp.com
经　　销　福建新华发行（集团）有限责任公司
印　　刷　福州万紫千红印刷有限公司
开　　本　850 毫米 × 1168 毫米　1/32
印　　张　8
字　　数　181 千字
版　　次　2020 年 12 月第 1 版
印　　次　2020 年 12 月第 1 次印刷
书　　号　ISBN 978-7-5335-6320-2
定　　价　35.00 元
　　　　　书中如有印装质量问题，可直接向本社调换

前言
FOREWORD

医院制剂是我国医疗卫生行业发展的特色产物，是市场药品供应的有益补充。长期的医疗实践表明，医院制剂在保障公众健康、实施医学特需治疗、遂行医学应急救援、提升药材保障能力、培养药学技术人才、促进科研创新及新药开发等方面，发挥了积极而重要的作用。

本书参考《中华人民共和国药品管理法》、2020年版《中华人民共和国药典》等，系统阐述了医院制剂的定义、分类、标识、发展历程、地位及作用、剂型及特点、法规依据、质量管理、研制和注册、配制、质量检验、储存养护、调剂使用等基本知识，着重介绍了常见病、多发病和创伤救治所涉及的20类150余种制剂的合理使用常识。全书内容丰富、针对性强、通俗易懂，配有药师创作的50余幅手绘画及整理的60余张表图。

本书既适合一般读者了解和合理使用医院制剂，也可作为医疗机构开展制剂工作及合理用药监管的简明工具书，对医药卫生职业院校的药物制剂专业教学也有一定的参考价值。

胡晋红

2020年12月

目
录
CONTENTS

第一章 医院制剂概述

在我国，《中华人民共和国药品管理法》（以下简称《药品管理法》）、《中华人民共和国中医药法》（以下简称《中医药法》）等法规均允许医疗机构研制、注册、配制和使用制剂。因此，医疗机构制剂（以下简称"医院制剂"）既属于国家药品管理的范畴，又是医疗机构药事管理的对象之一。然而，各级医疗机构对制剂宣传普及的力度普遍不足，导致普通百姓至今依然感到制剂有些"神秘"，同时也存在一些对制剂的片面认识乃至误区。

第一节 医院制剂的定义、分类与标识

一、医院制剂的定义

国家药品监督管理局于 2001 年 3 月 13 日颁布的《医疗机构制剂配制质量管理规范（试行）》对医院制剂下了明确定义，即指医疗机构根据本单位临床需要而常规配制、自用的固定处方制剂。此后，2005 年 6 月 22 日国家食品药品监督管理总局颁布的《医疗机构制剂注册管理办法（试行）》对"固定处方制剂"予以进一步明确，即指制剂处方固定不变，配制工艺成熟，并且可在临床上长期使用于某一病症的制剂。

二、医院制剂的分类

2019 年 8 月我国新修订的《药品管理法》明确指出，药品是指用于预防、治疗、诊断人的疾病，有目的地调节人的生理功能并规定有适应证或者功能与主治、用法和用量的物质，包括中药、化学药和生物制品等。医院制剂属于药品的范畴，在具体的实践中，除了中药、化学药外，用于皮肤、医疗器械和医疗环境消毒处理的药剂如皮肤消毒剂、手术器械浸泡液和空气消毒液等，以及用于诊断仪器的辅助药剂如导电胶、耦合剂等，也是医院制剂的组成部分。

为了便于规范管理，医院制剂被分为标准制剂和非标准制剂两大类。其中，收载于《中华人民共和国药典》（以下简称《中国药典》）、《中国医院制剂规范》的制剂品种统称为标准制剂，其他品种则归类为非标准制剂。

三、医院制剂的标识

在《医疗机构制剂注册管理办法（试行）》中规定：医院制剂的说明书和包装标签，由省、自治区、直辖市（食品）药品监督管理部门根据申请人申报的资料，在批准制剂申请时一并予以核准。医院制剂的说明书和包装标签应当按照国家食品药品监督管理局（现国家药品监督管理局）有关药品说明书和包装标签的管理规定印制，其文字、图案不得超出核准的内容，并需标注"本制剂仅限本医疗机构使用"的标识字样。

第二节 医院制剂的发展历程

医院制剂是我国医疗卫生行业的特色产物，大致经历了 3 个阶段：自由发展阶段（1985 年前）、提高改善阶段（1985—2000 年）、依法管理阶段（2001 年开始）。其具体的发展历程见表 1-1。

表 1-1 我国医院制剂的发展历程

年 代	发展状况
20 世纪 50 年代	中华人民共和国成立初期，百废待兴，制药工业十分落后，药品的生产和供应远远无法满足医疗需求。据不完全统计，全国共有 269 家制药厂，主要集中于上海、北京、广州等地，仅能生产二三十种化学原料药，上市的药品不过几百种。1950 年统计数据显示，全国仅有 2803 所医院，且绝大多数存在医疗设施老旧等问题，全国范围内缺医少药的问题非常严重。1959 年，北京市公共卫生局组织编写出版《医院药房制剂操作规程》，收载方剂 140 余种，质量检验方法借鉴了苏联的先进经验
20 世纪 60 年代	由于药品供应短缺、品种单一，许多临床治疗需要的药品只能由医院药房调配。为满足临床用药需要，从基层医院到大型综合性医院都设立有制剂室，医院制剂从小规模发展到大规模。同时，为配合临床开展中西医结合工作，中西医结合的复方制剂被列入研究重点，医院制剂开启了中药制剂改进、有效成分提取以及应用制药技术与工艺配制中药片剂、丸剂、注射剂等工作。在此阶段，医院制剂还开展了快速分析、热原检查及安全试验等药检工作
20 世纪 70 年代	受"文化大革命"影响，全国制药工业发展缓慢、生产受阻，医院被迫扩大制剂生产，制剂品种大幅度增加，剂型也从外用、内服制剂扩展到注射剂，而且大力开展中草药研制，推行采、种、制、用中药制剂，使医院制剂室几乎成了小药厂。在研发新制剂、新含量测定方法及质量检验方法的同时，注重中西医结合和挖掘祖国医学文化遗产，研发出大批中成药和一些中药注射剂，如柴胡注射液一直沿用至今。据文献报道，通常每一家省级医院都能生产 200 种左右的制剂，几乎涉及市场上所有的常用剂型，尤其注重眼膏剂、滴眼剂、滴鼻剂、滴耳剂、口腔科填充剂等剂型的制剂工作。医院制剂大发展的态势持续至 20 世纪 70 年代末，即改革开放前期

年　代	发展状况
20 世纪 80~90 年代	1981 年，国务院颁发《关于加强医药管理的决定》，明确要求医疗机构制剂室必须配备相应的技能和技术；1984 年，国家出台第一部《药品管理法》；1990 年，原国家卫生部药政局组织编写出版《中国医院制剂规范》（第 1 版），并作为全国性的医院制剂质量标准公布执行；1995 年，再次修订出版第 2 版，共收载医院常用各类制剂 249 种。经过 30 多年的积累，医院制剂蓬勃发展，同时诞生了不少源于古方或临床经验方配制而成的"明星"制剂
2000~2009 年	2001 年，原国家药品监督管理局颁发局令第 27 号《医疗机构制剂配制质量管理规范（试行）》；2005 年，颁发局令第 20 号《医疗机构制剂注册管理办法（试行）》，这是中华人民共和国成立以来我国第一次针对医院制剂生产全过程的质量控制、注册管理而制订的管理标准，对整顿全国医院制剂注册秩序、规范制剂注册行为、统一制剂审评原则起到了积极作用
2010~2015 年	随着我国制药工业与商业的迅猛发展，医院制剂的生产效率、质量保证、设备更新、先进技术采用等，与按《药品生产质量管理规范》要求建设和生产管理的制药企业逐步拉开差距，原有的各种优势逐渐消失，医院制剂发展面临严峻挑战并总体呈逐渐萎缩趋势，但仍发挥着"拾遗补缺"的功能。据文献报道，截至 2012 年年底，全国医院制剂批准文号数达 50781 个，其中中药制剂占 64.4%，化学药制剂占 35.6%
2016 年至今	《中医药法》（自 2017 年 7 月 1 日起施行）、新修订的《药品管理法》（自 2019 年 12 月 1 日起施行）等新法规相继出台，应用传统工艺配制中药制剂由注册审批改为备案管理，区域制剂中心、医院集团化制剂中心等新模式启动推行等措施为医院制剂可持续发展提供了新的、难得的发展机遇

第三节　医院制剂的地位及作用

医院制剂是临床医疗实践的重要成果，以保障临床用药为主，部分品种属于罕见病（孤儿药）和儿童、老年用药等特殊领域药物，具有针对性强、疗效跟踪及时、配制工艺更新快、价格相对低廉等优势。长期的医疗实践表明，医院制剂是临床不可或缺的药品，在临床防病治病，保障公众健康，减轻用药经济负担，培养医院药学专业技术人才，促进科研创新及新药开发等方面发挥了积极而重要的作用。

在应对诸如严重急性呼吸综合征（Severe Acute Respiratory Syndromes，SARS）、新型冠状病毒肺炎（Coronavirus Disease 2019，COVID-19）等突发公共卫生事件，以及地震、水灾等自然灾害的医学应急救援中，部分医院制剂品种成为医药市场供应不足的有益补充，或者发挥了自身独特的作用。如华中科技大学附属同济医院的金叶败毒颗粒，其主要成分为金银花、大青叶等，具有清热解毒之功效。2003 年抗击"非典"期间，该制剂用于 SARS 病毒感染的预防和治疗，取得很好的效果，被国外友人誉为"同济咖啡"；2020 年抗击 COVID-19 疫情中，在尚未发现对抗病毒感染的特效药之前，该制剂再次发挥了重要的预防和治疗作用。再如透解祛瘟颗粒等 4 种制剂，于 2020 年 2 月获得了快速备案或注册审批，作为疫情防控用药被投入临床，救治 COVID-19 患者，见表 1-2。

此外，从历次应对突发事件的药材保障实践看，各级医院的制剂室具有反应快、调度快、适应强等优势，可快速组织特需制剂的配制生产，在医学应急救援药材保障中发挥了重要作用，不少制剂可作为市场紧缺药品的替代品种，见表 1-3。

表 1-2　4 种用于新型冠状病毒肺炎（COVID-19）患者救治的中药制剂

制剂名称	处方来源	处方药材	申报单位	备案号 / 注册号
透解祛瘟颗粒（"肺炎 1 号方"颗粒）	广州市第八人民医院	连翘、山慈菇、金银花、黄芩、柴胡、青蒿、蝉蜕（蝉衣）、前胡、川贝母、乌梅、玄参、土鳖虫、苍术、黄芪、太子参、茯苓，共 16 味药材	广州市第八人民医院	粤药制备字 Z0200009000
清肺排毒合剂（新冠 1 号）	国家中医药管理局办公室、国家卫生健康委办公厅联合印发的《关于推荐在中西医结合救治新型冠状病毒感染的肺炎中使用"清肺排毒汤"的通知》（国中医药办医政函〔2020〕22 号），清肺排毒汤来源于中医经典方剂组合，包括麻杏石甘汤、射干麻黄汤、小柴胡汤、五苓散	麻黄、炙甘草、杏仁、生石膏（先煎）、桂枝、泽泻、猪苓、白术、茯苓、柴胡、黄芩、姜半夏、生姜、紫菀、款冬花、射干、细辛、山药、枳实、陈皮、藿香，共 21 味药材	西南医科大学附属中医医院	川药制（应急）字 Z2020001

制剂名称	处方来源	处方药材	申报单位	备案号／注册号
银翘藿朴退热合剂（新冠2号）	四川省中医药管理局制定的《四川省新型冠状病毒感染的肺炎中医药防控技术指南》，为临床治疗"风热夹湿证"的银翘散合藿朴夏苓汤加减	金银花、连翘、荆芥、牛蒡子、薄荷、桔梗、杏仁、广藿香、厚朴、茯苓、法半夏、豆蔻、薏苡仁、白扁豆、焦山楂、建神曲、芦根，共17味药材	成都中医药大学附属医院	川药制（应急）字Z2020002
荆防藿朴解毒合剂（新冠3号）	四川省中医药管理局制定的《四川省新型冠状病毒感染的肺炎中医药防控技术指南》，为临床治疗"风寒夹湿证"荆防败毒散合藿朴夏苓汤加减	荆芥、防风、川芎、白芷、薄荷、桔梗、广藿香、紫苏叶、厚朴、炒白术、法半夏、建神曲、薏苡仁、茯苓、豆蔻、杏仁、焦山楂、白扁豆、芦根，共19味药材	成都中医药大学附属医院	川药制（应急）字Z2020003

表1-3 部分可作为市场紧缺药品替代品种的制剂

制剂类别	制剂名称
高风险品种制剂	甲硝唑氯化钠注射液、氯化钠注射液、葡萄糖注射液、葡萄糖氯化钠注射液、乳酸钠林格注射液、注射灭菌用水、甘露醇注射液等
伤口创面及腔道冲洗剂	生理氯化钠溶液、醋酸氯己定冲洗剂等
烧伤、烫伤外用制剂	磺胺嘧啶银乳膏、氧化锌油

制剂类别	制剂名称
软组织损伤外用制剂	双氯芬酸钠凝胶（乳膏）
晒伤外用制剂	复方二氧化钛乳膏
冻伤外用制剂	复方氧化锌软膏
皮肤皲裂外用制剂	尿素硅油乳膏、乳膏基质 1 号 /2 号
咬蜇伤外用制剂	氨薄荷搽剂、复方氨搽剂
眼用制剂	氯霉素滴眼液
耳用制剂	氯霉素氢化可的松滴耳液
皮肤疾病用制剂	甲硝唑乳膏、复方酮康唑氯倍他索乳膏、醋酸地塞米松乳膏、含酚炉甘石涂剂等
消毒剂	聚维酮碘溶液、醋酸氯己定溶液等

第四节 医院制剂的剂型及特点

由于化学合成、植物提取物或生物技术所制得的各种药物一般是粉末或结晶状态，因此无法直接应用于临床患者，必须根据其物理化学性质、药理学和药代动力学特性及临床适应证等制备成适宜的给药形式，这就是药物剂型，简称剂型。制备成剂型后，不仅便于使用、运输、携带、贮藏，也有利于药物的药效稳定和毒副作用的控制。通过剂型的变化，可改变药物的作用性质、起效速度和药效持续时间，降低药物的毒副作用，有的还可产生靶向作用。

按不同的给药途径、应用方法及配制技术，本节将医院制剂分为口服给药制剂、注射给药制剂、局部组织给药制剂和采用新技术的制剂四大类进行概述。

一、口服给药制剂

口服给药制剂的常见剂型主要包括片剂、胶囊剂、颗粒剂、丸剂、散剂、糖浆剂、口服溶液剂、口服混悬剂、口服乳剂、合剂等。就同一药物而言，不同口服剂型的制备工艺不同，所应用的辅料也不尽相同，因此吸收速度也有差别。一般来讲，口服溶液剂比片剂、胶囊剂、颗粒剂、散剂等固体制剂的吸收速度快，而固体制剂中，吸收速度由快至慢依次为散剂、颗粒剂、胶囊剂、片剂。

（一）片剂

片剂系指将原料药物与适宜的辅料均匀混合后压制而成的圆片状或异形片状（如三角形、菱形、长胶囊形等，见图1-1）的固体制剂。

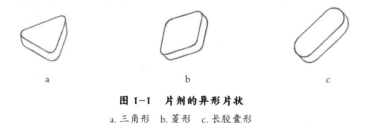

a   b   c

图1-1 片剂的异形片状

a. 三角形   b. 菱形   c. 长胶囊形

根据制备方法、用法、用途的不同，分为普通压制片（也称为素片）、包衣片（又细分为糖衣片、薄膜衣片、肠溶衣片）、分散片、咀嚼片、口崩片、泡腾片、缓释片、控释片等。其中，肠溶衣片可避免发挥药效的主要成分在胃中被破坏而影响药效发挥，需要注意的是该剂型不能掰开服用，应空腹整片吞服；分散片置于温水中可以迅速崩解，药物分散于水中而形成混悬液，该剂型也可直接含在口中服用，还可根据需要切分服用；口崩片放在舌面上30s内即能自动崩解成无数微粒且口感香甜，由于崩解速度快、吸收迅速，因此服药后无须喝水；泡腾片用温水泡开后有果味和甜味，尤其适合儿童患者服用。需要特别注意的是，泡腾片是利用碳酸氢钠和有机酸作为崩解剂，崩解时会产生大量二氧化碳，切记不能直接吞服，直接吞服可能导致缺氧窒息，造成严重的危害；泡腾片宜现用现泡，放置过久，溶解于水中的药物会因氧化而失效；泡腾片用水不能超过80℃，水温过高会使药物有效成分部分或全部失效；泡腾片中一般含钠较多，长时间大量服用会增加患心脑血管疾病的风险。

此外，还需要说明的是，片剂的给药途径不一定只是口服给药，有的片剂还可以外用，如外用泡腾片，常见有阴道泡腾片、消毒泡腾片。

（二）胶囊剂

胶囊剂系指将原料药物填装于空心硬质胶囊中或密封于弹性软质胶囊中而制成的固体制剂。胶囊剂可掩盖药物的不良嗅味，提高药物的稳定性，可缓释、控释或定位释放，但是对于易风化或易潮解的药物、刺激性药物不宜制备成胶囊剂。根据囊材的不同，分为硬胶囊、软胶囊（如维生素 AD 胶丸）；根据释药特性的不同，分为缓释、控释、肠溶胶囊。对胃肠道有刺激性，或者在胃酸环境中会丧失药效的药物应制备成肠溶胶囊。需要提醒的是，与肠溶片一样，肠溶胶囊也是不能掰开服用的，见图1-2。

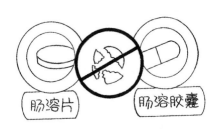

图 1-2　肠溶片、肠溶胶囊不能掰开服用

在用药时，如果将胶囊内的药物倒出直接吞服，可能会引起恶心呕吐，严重的可损伤食管、胃黏膜，甚至导致胃穿孔等药源性食管炎和药源性胃病。

（三）颗粒剂

颗粒剂系指将原料药物与适宜的辅料混合制成具有一定粒度的干燥的颗粒状制剂。根据制备方法、用法、用途的不同，分为可溶颗粒、混悬颗粒、泡腾颗粒、肠溶颗粒、缓释颗粒、控释颗粒等。

（四）丸剂

丸剂系指将原料药物与适宜的辅料制成的球形或类球形固体制剂。根据制备方法、用法、用途的不同，分为蜜丸、水蜜丸、糊丸、蜡丸、浓缩丸、糖丸、滴丸等。

（五）散剂

散剂系指将原料药物或与适宜的辅料经粉碎、均匀混合制成的干燥粉末状制剂。除另有规定外，口服散剂的原料药物为细粉，一般采用单剂量包装。

（六）糖浆剂

糖浆剂系指含药物、药材提取物或芳香物质的浓蔗糖水溶液。糖浆剂中的糖和芳香剂能掩盖某些药物的苦、咸味及其他不良嗅味，尤其适合儿童患者服用。

（七）口服溶液剂

口服溶液剂系指将原料药物溶解于适宜溶剂中制成的澄清液体制剂，尤其适合吞咽有困难的患者。

（八）口服混悬剂

口服混悬剂系指将难溶性固体原料药物分散在液体介质中制成的供口服的混悬液体制剂。

（九）口服乳剂

口服乳剂系指由两种互不相溶的液体制成的供口服的水包油（O/W）型液体制剂。

（十）合剂

合剂系内服液体制剂在习惯上的统称，采用适宜的方法将中药饮片用水或其他溶剂提取制成的口服液体制剂称为合剂，单剂量灌装者也可称为口服液。

二、注射给药制剂

注射给药制剂系指由原料药物与适宜辅料制成的供注入体内的无菌制剂，它具有作用可靠、剂量准确、起效快、定位准、耐贮存等优势，是临床应用最广泛、最重要的剂型之一，在危重伤病员抢救时尤为重要。但也存在给药不便，使用时易引起疼痛及发生交叉污染等缺点。

根据制备方法、用法、用途的不同，分为注射液、注射用无菌粉末、注射用浓溶液；根据分散系统的不同，分为溶液型、混悬型、乳状液型及粉末型注射剂。其中，目前大容量注射液的给药途径是静脉滴注，使用的包装材料有玻璃瓶、塑料瓶、非 PVC 输液袋、直立式聚丙烯袋等，这 4 种不同的输液包装形式在一般性能方面存在一定的差异性，见表 1-4。

表 1-4　4 种不同输液包装形式的一般性能比较

包装形式	玻璃瓶	塑料瓶	非 PVC 输液袋	直立式聚丙烯袋
化学稳定性	较好	好	好	好
药物相容性	好	一般	好	好
抗冲击	差	好	好	好

包装形式	玻璃瓶	塑料瓶	非 PVC 输液袋	直立式聚丙烯袋
是否易破损	是，脱落物和隐形裂伤	否，无脱落物和隐形裂伤	否，无脱落物和隐形裂伤	否，无脱落物和隐形裂伤
可回复性	很差	较差	好	好
口部密封性	较差，易污染	好，不易污染	好，不易污染	好，不易污染
胶塞接触药液	是，易污染	否，不易污染	否，不易污染	否，不易污染
使用方法	需空气回路，易二次污染	需空气回路，易二次污染	自身产生负压，无需空气回路，安全性高	自身产生负压，无需空气回路，安全性高
运输	重量大，运费高，易破碎	重量轻，运费低，不易破损	重量轻，运费低，不易破损	重量轻，运费低，不易破损
储存	占用空间最大	占用空间大	占用空间最小	占用空间小

三、局部组织给药制剂

局部组织给药制剂主要包括皮肤给药、口腔黏膜给药、耳部给药、鼻黏膜给药、眼部给药、肺部给药、阴道给药等制剂。

（一）皮肤给药制剂

皮肤给药制剂可用于局部皮肤疾病的治疗，也可经皮吸收后治疗全身性疾病。制剂的基质对药物经皮吸收有一定的影响，药物与基质的亲和力越小，其从基质释放并分配到皮肤就越容易，经皮吸收的效果就越好。制剂与皮肤接触的紧密性也能增加药物的经皮吸收，脂质体、传递体、醇质体、微乳等具有优良的皮肤通透性，可显著增强药物的经皮吸收效果。药物在身体各部位皮肤的渗透性大小不同，通常情况下由大到小依次为阴囊、耳后、腋窝、头皮、手臂、腿部、胸部。为了使药物突破角质层进行透皮吸收，可添加透皮吸收促进剂（如二甲基亚砜、月桂氮草酮、丙二醇、甘油等），选择合适剂型（如水凝胶、柔性脂质体、醇质体、微乳、纳米乳），采用物理手段（如超声导入、离子导入、电致孔、微针、光热）等。

皮肤给药制剂的常见剂型有软膏剂、乳膏剂、凝胶剂、糊剂、涂膜剂、洗剂、酊剂、搽剂、贴剂等剂型。

1. 软膏剂 系指将原料药物与油脂性或水溶性基质混合制成的均匀半固体外用制剂。

2. 乳膏剂 系指将原料药物溶解或分散于乳状液型基质中形成的均匀半固体外用制剂。

3. 凝胶剂 系指由原料药物与能形成凝胶的辅料制成的具凝胶特性的稠厚液体或半固体制剂。

4. 糊剂 系指将大量的原料药物粉末均匀地分散在适宜的基质中所组成的半固体外用制剂。

5. 涂膜剂 系指将高分子成膜材料与药物溶解在挥发性有机溶剂中制成的外用液体制剂，用时涂于患处，有机溶剂挥发后形成薄膜，保护患处并逐渐释放出所含药物而起到治疗作用。

6. 洗剂 系指含原料药物的溶液、乳状液或混悬液，供清洗无破损皮肤或腔道用的液体制剂。

7. 酊剂 系指将原料药物用规定浓度的乙醇提取或溶解而制成的澄清液体制剂。

8. 搽剂 系指将原料药物用乙醇、油或适宜的溶液溶解后制成的液体制剂，主要有溶液型、混悬型、乳剂型，可供无破损皮肤揉擦用。

9. 贴剂 系指由原料药物与适宜的材料制成的供粘贴在皮

肤上，可产生全身性或局部作用的一种薄片状制剂。其中，用于完整皮肤表面，能将药物输送透过皮肤进入血液循环系统起全身作用的贴剂，称为透皮贴剂。贴剂的使用位置大多选择前胸、后背、大臂两侧或者耳后，其中贴于前胸位置药物吸收速度快，而贴于后背的吸收稍慢。

（二）口腔黏膜给药制剂

口腔黏膜给药制剂可避免胃肠道酶和酸的降解以及肝脏的首过效应，能发挥局部或全身的治疗作用。

根据制备方法、用法、用途的不同，分为口含片、舌下片、咀嚼片、口腔速溶片、生物黏附制剂、膜剂、漱口剂、气雾剂、口腔贴片等剂型。其中，口含片须含于口腔内，缓缓溶于唾液中而发挥作用，该剂型不可咀嚼或吞服，在药物溶化后的一段时间内不宜进食或者饮用任何液体饮料；舌下片大多是为一些需要迅速起效的药物制剂设计的，如用于治疗急性心绞痛的硝酸甘油片等；口腔速溶片在口腔内不需用水即迅速崩解或溶解，药物既可经口腔或食管黏膜吸收，又可借助吞咽动力入胃起效。与普通片剂相比，口腔速溶片具有服用方便、起效快、生物利用度高、对消化道黏膜刺激性小等优点，特别适用于儿童和老年人等吞咽困难患者，目前主要采取固态溶液技术、冷冻干燥工艺、喷雾干燥工艺和直接压片工艺进行制备。

（三）眼部给药制剂

眼部给药制剂简称眼用制剂，系指直接用于眼部发挥治疗作用的无菌制剂，具有缩瞳、散瞳、降低眼压或抗感染等作用。

根据制备方法、用法、用途的不同，分为眼用液体制剂（滴眼剂、洗眼剂、眼用注射剂等）、眼用半固体制剂（眼膏剂、眼用乳膏剂、眼用凝胶剂等）和眼用固体制剂（眼用膜剂、眼丸剂、眼用植入剂等）3类。由于不同剂型的黏度和生物黏附性存在差异，因此在眼部的滞留时间及作用时间由长到短依次为凝胶剂、眼膏剂、滴眼液。一般制剂在眼部的滞留时间及作用时间越长，越有利于发挥治疗效果。此外，对于滴眼液，还可通过适当增加制剂黏度或浓度等方法来提高其生物利用度，从而提高治疗效果。

随着对眼部给药系统的深入研究及临床转化应用，许多新的剂型已陆续上市，如眼用水包油（O/W）型阴离子纳米乳剂、水包油（O/W）型阳离子纳米乳剂、离子敏感型眼用即型凝胶剂、透明微乳剂、纳米混悬滴眼液、水凝胶植入剂、玻璃体植入剂等。这些新剂型克服了传统眼部给药系统的局限性，可以降低药物毒性，提高药物在眼表处的渗透性，延长药物在眼表处的滞留时间，最终实现了提高眼部靶组织中药物生物利用度的目的。

（四）耳部给药制剂

耳部给药制剂简称耳用制剂，直接用于耳部而发挥局部治疗作用。

根据制备方法、用法、用途的不同，分为耳用液体制剂（滴耳剂、洗耳剂、耳用喷雾剂等）、耳用半固体制剂（耳用软膏剂、耳用乳膏剂、耳用凝胶剂、耳用栓剂等）和耳用固体制剂（耳用散剂、耳用丸剂等）3类。

（五）鼻黏膜给药制剂

鼻黏膜给药制剂简称鼻用制剂，直接用于鼻腔发挥局部或全身治疗作用，可避免胃肠道酶和酸的降解以及肝脏的首过效应，其吸收程度和速度有时可与静脉注射相当。

根据制备方法、用法、用途的不同，分为鼻用液体制剂（滴鼻剂、洗鼻剂、气雾剂、喷雾剂等）、鼻用半固体制剂（鼻用软膏剂、鼻用乳膏剂、鼻用凝胶剂等）和鼻用固体制剂（鼻用散剂、鼻用粉雾剂、鼻用棒剂等）3类。其中，液体喷雾剂的给药剂量相对准确，而凝胶剂可延长药物在鼻腔中的滞留时间，提高鼻黏膜给药的治疗效果。另外，为了提高药物经鼻黏膜吸收，还可在制剂处方设计时加入吸收促进剂，常用的有胆酸盐（如牛磺胆酸盐、肝胆酸盐等）、氮酮、冰片、聚山梨酯、聚氧乙烯月桂醇醚等。

（六）肺部给药制剂

肺部给药制剂主要是通过口腔吸入，经过咽喉进入呼吸道，到达吸收或作用部位，产生局部或全身治疗作用。

根据制备方法、用法、用途的不同，肺部给药制剂分为气雾剂、喷雾剂和粉雾剂 3 类。

1. 气雾剂 系指将原料药物与适宜的抛射剂共同装封于具有特制阀门系统的耐压容器中，使用时借助抛射剂的压力将内容物呈雾状物喷出，用于肺部吸入或直接喷至腔道黏膜、皮肤及空间消毒的制剂。按分散系统的不同，分为溶液型气雾剂、混悬型气雾剂和乳剂型气雾剂。

2. 喷雾剂 系指将原料药物或与适宜辅料填充于特制的装置中，使用时借助手动泵的压力、高压气体、超声振动或其他方法将内容物呈雾状物释出，用于肺部吸入或直接喷至腔道黏膜及皮肤等的制剂。按分散系统的不同，分为溶液型喷雾剂、混悬型喷雾剂和乳剂型喷雾剂。

3. 粉雾剂 系指通过特殊的新型给药装置，实现主动喷雾，易于患者主动吸入药物的制剂。

目前使用的吸入给药装置主要有压力定量气雾吸入器（Pressure Metered-dose Inhaler, pMDI）、干粉吸入器（Dry Powder Inhaler, DPI）和软雾吸入器（Soft Mist Inhaler,

SMI），其原理及特点均存在差异，见表1-5。

表1-5 常见不同吸入给药装置的区别

类 别	原理及特点	常用药物
压力定量气雾吸入器	系由药物、抛射剂、表面活性物质或润滑剂3种成分组成，用药时需要患者在慢而深地吸气的同时，按压药罐，并继续吸气，对手口协调能力要求最高	硫酸沙丁胺醇气雾剂、硫酸特布他林气雾剂、异丙托溴铵气雾剂等
干粉吸入器	系利用吸气时所产生的气流将药物微粒送入气道和肺组织，吸气是干粉吸入器的驱动力，需较高的吸气流速。用药时需要患者用力且深地吸气，对手口协调能力要求最低	①都保：如布地奈德福莫特罗粉吸入剂、富马酸福莫特罗粉等。②准纳器：如沙美特罗替卡松粉吸入剂等。③吸乐：如噻托溴铵粉吸入剂等
软雾吸入器	系一种较新的吸入器装置，该装置能主动喷雾，易于患者吸入，同时能够稳定递送药物，确保高效肺部沉积，有利于保证药物的疗效；对吸气流速要求较低，因此肺功能较差患者亦可使用；用药时需要患者慢而深地吸气，对手口协调能力有一定的要求	噻托溴铵软雾吸入剂、噻托溴铵奥达特罗软雾吸入剂等

其中，目前干粉吸入器有 3 类（图 1-3）：①都保，即储存剂量型涡流式干粉吸入器。②准纳器，即囊泡型吸入器。③吸乐，即单剂量胶囊型吸入器。

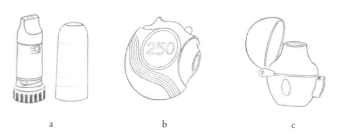

图 1-3　干粉吸入给药装置

a. 都保　b. 准纳器　c. 吸乐

肺部给药制剂的处方组成、吸入给药装置所盛的雾滴或微粒的大小和性质、粒子的喷出速度等都会影响药物的肺部吸收。气雾粒子喷出的初速度对药物粒子的停留部位影响很大，初速度越大，惯性撞击的概率越高，在咽喉部的截留越多。通过制剂新技术，如制备脂质体或微球吸入给药，可以增加药物在肺部的停留时间或延缓药物的释放。

（七）直肠给药制剂

直肠给药制剂主要针对在直肠中吸收较好且无刺激性、对胃肠道有刺激性或在胃中不稳定、有明显肝脏首过效应的药物设计的从直肠处给药的药物制剂，其适用人群主要为口服给药困难或不能口服给药，或者连续肌内注射给药不能耐受的患者。直肠给药制剂按作用部位可分为局部作用栓剂和全身作用栓剂，局部作用的栓剂主要作用是润滑、收敛、抗菌消炎、杀虫、止痒等，而全身作用的栓剂主要作用是镇痛、镇静、兴奋、扩张支气管和血管、抗感染等。

根据制备方法、用法、用途的不同，直肠给药制剂分为灌肠剂和直肠栓剂。

1. 灌肠剂 系指以治疗、诊断或营养为目的的灌注于直肠的水性或油性溶液、乳状液和混悬液液体制剂。

2. 栓剂 系指由药物与适宜基质制成的具有一定形状供腔道给药的固体制剂，直肠栓剂通常有鱼雷形、圆锥形或圆柱形等，见图 1-4。

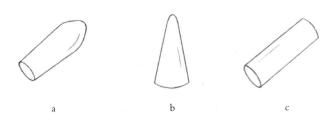

a   b   c

图 1-4　直肠栓剂的形状

a. 鱼雷形　b. 圆锥形　c. 圆柱形

灌肠剂比直肠栓剂吸收迅速且完全，而直肠栓剂与口服制剂相比，具有起效快、胃肠道刺激小、胃酸及各种酶对药物的破坏小、对肝脏的毒副作用小等优点。影响栓剂中药物释放与吸收的因素比较复杂，涉及药物的熔点、溶解性能、油/水分配系数以及在基质中的理化性质等。

（八）阴道给药制剂

阴道给药制剂可起到局部治疗或全身作用，可避免肝脏首过效应和发生胃肠道副作用，常用于细菌性、真菌性、滴虫性或混合感染性阴道炎的治疗。

根据制备方法、用法、用途的不同，分为软膏剂、阴道栓剂（通常有鸭嘴形、球形或卵形，见图 1-5）、膜剂、泡腾片剂、气雾剂、控释制剂等。阴道给药制剂需要能够在阴道中保持较长时间的有效药物浓度，且有足够的溶解度和溶出速度。在阴道分泌液中以离子状态存在的药物制剂很难通过阴道黏膜吸收。

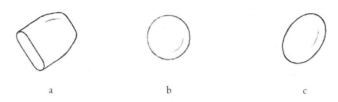

a   b   c

图 1-5　阴道栓剂的形状
a. 鸭嘴形　b. 球形　c. 卵形

四、采用新技术的制剂

（一）缓控释制剂

1. 缓释制剂　系指用药后能在长时间内持续缓慢地、非恒速地释放药物以实现长效作用的制剂。其特点是：①能在较长时间内维持一定的血药浓度，从而减少服药次数，增加患者顺应性。②保证血药浓度比较平稳持久地保持在有效浓度范围内，可避免出现普通制剂多剂量给药后产生的峰谷现象，提高使用的安全性。

2. 控释制剂　系指药物能在预定时间内缓慢地、恒速或接近恒速地释放药物，使血药浓度长时间恒定维持在有效范围之内的制剂。其特点是：①药物释放速度接近零级速度过程，通常可恒速释药 8~10h 乃至更长时间。②对于治疗指数小、消除半衰期短的药物尤其适合制成控释制剂，从而减少服药次数，增加患者顺应性。③药物释放速度平稳，可避免出现普通制剂多剂量给药后产生的峰谷现象。④对胃肠道刺激大的药物，制成控释制剂还可减少不良反应。

3. 使用中需要注意的事项　只有保持药片的完整性，才能持续平稳地发挥药效。一旦不正确地掰开或磨碎服用，不仅会影响药效，还可能会因为药物突然释放，使浓度在短时间突然增加而产生毒性。许多患者经常被"缓控释制剂是否可以掰开或嚼碎服用"这个问题所困扰。那么，究竟该如何正确判断呢？首先，仔细阅读说明书。说明书中有半片药量的用法，就表明可以将药片掰开服用。如果说明书中提到"整粒吞服""不可掰开或碾碎"等，则只能整片服用，若咀嚼、碾碎药片，缓控释结构会被破坏，从而改变了药物释放特性，这样不但达不到缓控释目的，甚至还会因体内药物浓度骤然升高而造成药物中毒。其次，细心观察药片。观察药片上有无刻痕，如果中间有"—"字或"＋"字刻痕，表示可以放心地沿着刻痕掰开服用，见图1-6。最后，及时进行咨询。如果仍弄不清楚或者无法把握，在用药之前可向医师或药师咨询。

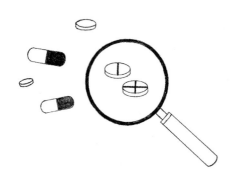

图 1-6 缓控释制剂 "－" 字或 "＋" 字刻痕

（二）纳米制剂

1. 脂质体 系指以磷脂为主要材料构成的双分子层囊泡，是一种定向药物载体，属于靶向给药系统的一种新剂型。脂质体具有类细胞结构，进入体内能够被网状内皮系统吞噬而激活机体的自身免疫功能，从而改变被包裹药物的性质，使药物定向浓集于肝、脾、肺和骨髓等组织器官中，从而提高疗效，降低不良反应，尤其在抗肿瘤治疗领域显示了明显的优越性。在脂质体处方工艺筛选过程中，需综合考虑脂质体组成、辅料的质量控制、脂质体制剂的质量控制（如包封率、渗漏率、粒径）以及稳定性（包含脂质材料的稳定性和制剂产品的稳定性）等因素。目前脂质体常用的制备技术主要有固体分散技术结合水化技术、薄膜分散法、溶剂注入法、超声波法、反向蒸发法、冷融法、钙诱导融合法、涡旋分散法和预制囊泡法等。

2. 亚微乳和纳米乳 亚微乳是由适当比例的水相、油相、表面活性剂和助表面活性剂自发形成的一种透明或半透明的、低黏度的、各向同性且热力学稳定的油水混合系统。亚微乳作为药物载体具有许多优点：①亚微乳是各向同性的透明液体，热力学稳定且可以过滤，易于制备和保存。②可同时增溶不同脂溶性的药物。③易于水解的药物制成油包水（W/O）型亚微乳可以起到保护作用。④药物的分散性好，利于吸收，可提高药物的生物利用度。⑤亚微乳可延长水溶性药物的释药时间。⑥黏度低，作为注射剂时不会引起疼痛。亚微乳的粒径为 100~600nm，而纳米乳的粒径为 50~100nm。与亚微乳不同的是，纳米乳具有显著的靶向、缓释作用，而且对难溶性药物具有显著的增溶作用。

3. 纳米混悬剂 也叫纳米晶体，系指药物粒子与少量表面活性剂或高分子材料形成的稳定分散的胶体分散体系，可以解决药物溶解性差的问题。

4. 纳米凝胶 系指纳米级的水凝胶粒子，由两亲性或水溶性聚合物通过物理或化学作用构成网状结构的聚合物。纳米凝胶的表面呈亲水性，在血液中不易被巨噬细胞吞噬，在肿瘤组织中分布较好。

5. 固体脂质纳米粒 系指以毒性低、生物相容性好、生物可降解的固态天然或合成类脂为材料，将药物包裹于类脂核中，其粒径通常为 10~1000nm。

6. 聚合物胶束 系指两亲性高分子在选择性溶剂中发生相分离，形成具有疏溶剂核与溶剂化壳的自组装结构。聚合物胶束的粒径一般不超过 100nm，载药范围广，结构稳定，具有优良的组织渗透性，体内滞留时间长，有靶向性。以聚合物胶束作为抗肿瘤给药系统，能增加药物在病灶部位的蓄积，降低毒副作用，提高治疗效果。

（三）环糊精包合物

环糊精包合物系由主分子和客分子 2 种组分加合而成，主分子具有较大的空穴结构，足以将客分子容纳在内形成分子囊。使用环糊精包合工艺可使具潮解性、挥发性的药物或液体药物粉末化，增加难溶性药物的溶解度，提高药物的稳定性，调节药物的释放速率，降低药物的毒副作用、刺激性，掩盖不良嗅味等。常见的制备方法有饱和水溶性法（沉淀法）、研磨法、冷冻干燥法，按制备方法的不同，分为共聚交联、共混、化学接枝、超分子自组装和半互穿网络聚合等。

（四）聚合物体

聚合物体也称作聚合物囊泡，通过两亲性聚合物自组装形成，与细胞、病毒的形态和功能相似。

（五）树枝状聚合物

树枝状聚合物系一类新型大分子，应用较为广泛的有聚酰胺型树枝状聚合物。

五、医院制剂常见剂型的给药方法与主要特点

在医院制剂中，常见剂型有注射剂、片剂、胶囊剂、颗粒剂

等，其给药方法与主要特点见表 1-6。

表 1-6　常见剂型的给药方法与主要特点

类别	剂型名称	给药方法	主要特点
注射剂	注射液、注射用无菌粉末	皮下注射、肌内注射、鞘内注射、静脉注射或者静脉滴注	①药物作用迅速可靠，剂量准确，适用于处于昏迷、抽搐、惊厥状态，或因消化系统疾病导致吞咽功能丧失或障碍的患者。②可产生局部定位的作用。③注射部位疼痛，使用不便，制备技术条件要求较高
	注射用浓溶液	静脉滴注	
片剂	普通片	用水送服，整片或掰开	①性状稳定，剂量准确。②分散片相较普通片剂，起效速度快。③体积小，便于携带和贮藏
	分散片	用水送服或者加水分散后口服	
	咀嚼片	口腔咀嚼或吮服，或者使片剂溶化后吞服	①性状稳定，剂量准确。②通过嚼碎服用，可使药物快速释放发挥作用，一般口感好，适用于儿童患者。③体积小，便于携带和贮藏
	口崩片	不必用水送服，唾液即可使其崩解或溶解	①性状稳定，剂量准确。②在唾液中可几秒之内快速溶解，或在口腔内快速崩解，适用于儿童及老年患者、卧床不起者和严重伤残患者。③体积小，便于携带和贮藏

续表

类别	剂型名称	给药方法	主要特点
	泡腾片	加入温水中溶解，待气泡完全消失后，即药物全部溶化，摇匀后服用（切勿直接吞服）	①性状稳定，剂量准确。②吸收容易，口感好，适用于儿童患者及吞服困难的患者。③体积小，便于携带和贮藏
胶囊剂	硬胶囊、软胶囊	用水送服	①可掩盖药物不良嗅味或苦味，提高药物稳定性。②含油量高或液态药物难以制成丸剂、片剂等，多制成软胶囊。③药物粉末、颗粒状态直接填装囊壳中，易于人体利用吸收。④体积小，便于携带和贮藏
颗粒剂	可溶颗粒、混悬颗粒、泡腾颗粒	吞服或者溶于水中后服用	①适用人群广泛，使用方便。②药物溶出及吸收速度较快。③便于携带和贮藏
丸剂	蜜丸、水蜜丸	用水送服	①广泛应用于中成药。②药物在胃肠道吸收，产生疗效较缓慢，作用持久，适用于治疗慢性疾病，但通常服用剂量大，因此不适用于儿童患者。③易变硬、虫蛀、霉变、染菌
散剂	口服散剂	用水送服，或者溶于水或其他液体中服用	①常见于中成药。②粉碎程度大，易分散，起效快，而且剂量易于控制，尤其适用于儿童患者。③便于携带和贮藏

续表

类别	剂型名称	给药方法	主要特点
液体制剂	合剂、糖浆剂、乳剂、混悬剂、滴剂、汤剂	用水送服（混悬剂使用前应摇匀，滴剂可用滴管量取）	①可减少某些药物的刺激性。②药物吸收快，能迅速发挥药效，易于分剂量，口感好，服用方便，特别适用于婴幼儿及老年患者。③易失效变质，一般需添加防腐剂。④携带和贮藏不方便
	酒剂	用水送服	①常见于中成药。②服用方便，易于吸收，但适用人群有限：儿童、妊娠期妇女及对酒精过敏者忌用；心脏病、高血压患者不宜服用。服用期间若同时服用其他药物，应咨询医师或药师。③携带和贮藏不方便
煎膏剂	中药膏滋	用水送服、吞服或者溶于水后服用	①有滋补调理之功效，适用于治疗慢性病和久病体虚者。②药物吸收快，浓度高，生物利用度高。③体积小，携带方便，但由于含营养物质，贮藏过程易变质
喷雾剂	溶液型喷雾剂、混悬型喷雾剂、乳剂型喷雾剂	口腔或鼻腔吸入	①无需抛射剂作为动力，无大气污染。②处方和生产工艺简单，生产成本较低。③使用方便，仅需很小的触动力即可达到全喷量，适用范围广。④喷出的雾滴（粒）大小及喷射量不能维持恒定

类别	剂型名称	给药方法	主要特点
气雾剂	溶液型气雾剂、混悬型气雾剂、乳剂型气雾剂	口腔或鼻腔吸入	①需抛射剂作为动力，可能污染环境。②处方和生产工艺相对复杂，生产成本较喷雾剂高。③药物密闭于不透明的容器内，避光且不易与空气接触，不易被微生物污染，增加药物的稳定性与安全性。④药物可直接到达作用或吸收部位，避免胃肠道的破坏和肝脏的首过效应，分布均匀，起效快，通常使用剂量小，可降低不良反应。⑤使用方便，可准确控制剂量，创面给药时机械刺激性小

开展医院制剂工作必须严格遵守国家相关法律、法规、规章、标准和规范，以保证制剂研制、配制、使用等活动的全过程信息真实、准确、完整和可追溯。制剂质量管理（Quality Management）是所在医疗机构的医疗质量管理的重要组成部分，其终极目标是保证制剂质量合格与患者用药安全。

第一节　医院制剂工作的法规依据

开展医院制剂工作的法规依据主要包括《中华人民共和国药品管理法》等法律、法规、规章、标准和规范。

一、核心的法律、法规、规章、标准和规范

（一）《中华人民共和国药品管理法》

本法简称《药品管理法》，首次于 1984 年 9 月 20 日颁布，自 1985 年 7 月 1 日起施行。现行的修订版由全国人民代表大会常务委员会于 2019 年 8 月 26 日颁布（主席令第 31 号），自 2019 年 12 月 1 日起施行。在我国境内从事药品研制、生产、经营、使用和监督管理活动，适用本法。

新修订的《药品管理法》中的第六章"医疗机构药事管理"、第十章"监督管理"和第十一章"法律责任"对医院制剂管理明确了总体要求，其中较为关键的条款有第七十四条、第七十五条、第七十六条和第九十八条，第十一章"法律责任"对医院制剂活动行为还明确了具体的法律责任。

第七十四条规定：医疗机构配制制剂，应当经所在地省、自治区、直辖市人民政府药品监督管理部门批准，取得医疗机构制剂许可证。无医疗机构制剂许可证的，不得配制制剂。医疗机构制剂许可证应当标明有效期，到期重新审查发证。

第七十五条规定：医疗机构配制制剂，应当有能够保证制剂质量的设施、管理制度、检验仪器和卫生环境。医疗机构配制制剂，应当按照经核准的工艺进行，所需的原料、辅料和包装材料等应当符合药用要求。

第七十六条规定：医疗机构配制的制剂，应当是本单位临床需要而市场上没有供应的品种，并应当经所在地省、自治区、直辖市人民政府药品监督管理部门批准；但是，法律对配制中药制剂另有规定的除外。医疗机构配制的制剂应当按照规定进行质量检验；合格的，凭医师处方在本单位使用。经国务院药品监督管理部门或者省、自治区、直辖市人民政府药品监督管理部门批准，医疗机构配制的制剂可以在指定的医疗机构之间调剂使用。医疗机构配制的制剂不得在市场上销售。

第九十八条规定：禁止生产（包括配制，下同）、销售、使用假药、劣药。

有下列情形之一的，为假药：①药品所含成分与国家药品标准规定的成分不符。②以非药品冒充药品或者以他种药品冒充此种药品。③变质的药品。④药品所标明的适应证或者功能与主治超出规定范围。

有下列情形之一的，为劣药：①药品成分的含量不符合国家药品标准。②被污染的药品。③未标明或者更改有效期的药品。④未注明或者更改产品批号的药品。⑤超过有效期的药品。⑥擅自添加防腐剂、辅料的药品。⑦其他不符合药品标准的药品。禁止未取得药品批准证明文件生产、进口药品；禁止使用未按照规定审评、审批的原料药、包装材料和容器生产药品。

（二）《中华人民共和国药品管理法实施条例》

本条例简称《药品管理法实施条例》，首次于 2002 年 8 月 4 日颁布，自 2002 年 9 月 15 日起施行。现行的修订版由国务院于 2016 年 2 月 6 日颁布（国务院第 666 号令），自颁布之日起施行。

（三）《中华人民共和国中医药法》

本法简称《中医药法》，由全国人民代表大会常务委员会于 2016 年 12 月 25 日颁布（主席令第 59 号），自 2017 年 7 月 1 日起施行。本法中所称中医药，是包括汉族和少数民族医药在内的我国各民族医药的统称，是反映中华民族对生命、健康和疾病的认识，具有悠久历史传统和独特理论及技术方法的医药学体系。

第三章"中药保护与发展"、第七章"保障措施"和第八章"法律责任"，对医疗机构的中药制剂的研制、注册、配制、质量管理及法律责任等做了相应的规定要求。

（四）《医疗机构制剂配制质量管理规范（试行）》

本规范由原国家药品监督管理局于 2001 年 3 月 13 日颁布（局令第 27 号），自颁布之日起施行。医疗机构制剂配制质量管理规范（Good Preparation Practice，GPP）是医院制剂配制和质量管理的基本准则，适用于制剂配制的全过程。

（五）《医疗机构制剂配制监督管理办法（试行）》

本办法由原国家食品药品监督管理局于 2005 年 4 月 14 日颁布（局令第 18 号），自 2005 年 6 月 1 日起施行。医院制剂的配制及其监督管理，适用本办法。

（六）《医疗机构制剂注册管理办法（试行）》

本办法由原国家食品药品监督管理局于 2005 年 6 月 22 日颁布（局令第 20 号），自 2005 年 8 月 1 日起施行。在我国境内申请医院制剂的配制、调剂使用，以及进行相关的审批、检验和监督管理，适用本办法。

（七）《关于印发加强医疗机构中药制剂管理意见的通知》

本通知由原国家卫生部、国家中医药管理局、原国家食品药品监督管理局于 2010 年 8 月 24 日发布（国中医药医政发〔2010〕39 号）。

（八）《关于对医疗机构应用传统工艺配制中药制剂实施备案管理的公告》

本公告由原国家食品药品监督管理总局于 2018 年 2 月 9 日发布（2018 年第 19 号）。

（九）《总局办公厅关于做好医疗机构应用传统工艺配制中药制剂备案有关事宜的通知》

本通知由原国家食品药品监督管理总局办公厅于 2018 年 3 月 16 日发布（食药监办药化管〔2018〕39 号）。

（十）《医疗机构药事管理规定》

本规定由原卫生部、国家中医药管理局、原总后勤部卫生部于 2011 年 1 月 30 日颁布（卫医政发〔2011〕11 号），自 2011 年 3 月 1 日起施行。本规定中所称医疗机构药事管理，是指医疗机构以病人为中心，以临床药学为基础，对临床用药全过程进行有效的组织实施与管理，促进临床科学、合理用药的药学技术服务和相关的药品管理工作。

第九条明确："审核申报医院制剂等事宜"是医疗机构药事管理与治疗学委员会（组）的职责之一。第三十一条还规定：医疗机构制剂管理按照《药品管理法》及其实施条例等有关法律、行政法规规定执行。

（十一）《中华人民共和国药典》

《中华人民共和国药典》简称《中国药典》，是我国境内药品研制、生产、经营、使用和监督管理等均应遵循的法定依据，也是国家药品标准的重要组成部分。第一部《中国药典》（1953年版）于1952年底编印发行，此后一般每五年组织修订一次。现行的2020年版为第十一版，由国家药品监督管理局会同国家卫生健康委员会于2020年6月24日发布公告，2020年版《中国药典》自2020年12月30日起施行。

2020年版《中国药典》包含凡例、正文及附录，分一部、二部、三部和四部，收载品种总计5911种。其中，一部收载药材和饮片、植物油脂和提取物、成方制剂和单味制剂等，共计2711种；二部收载化学药品、抗生素、生化药品以及放射性药品等，共计2712种；三部收载生物制品，共计153种；四部收载通用技术要求361个，包含制剂通则38个、检测方法及其他通则281个、指导原则42个，此外还收载药用辅料335种。

二、其他相关法规、规章、标准和规范

（一）《药品注册管理办法》

本办法由国家市场监督管理总局于2020年1月22日颁布（总局令第27号），自2020年7月1日起施行。在我国境内以药品

上市为目的，从事药品研制、注册及监督管理活动，适用本办法。本办法明确药品注册是指药品注册申请人依照法定程序和相关要求提出药物临床试验、药品上市许可、再注册等申请以及补充申请，药品监督管理部门基于法律法规和现有科学认知进行安全性、有效性和质量可控性等审查，决定是否同意其申请的活动。药品注册按照中药、化学药和生物制品等进行分类注册管理，其中中药注册按照中药创新药、中药改良型新药、古代经典名方中药复方制剂、同名同方药等进行分类；化学药注册按照化学药创新药、化学药改良型新药、仿制药等进行分类；生物制品注册按照生物制品创新药、生物制品改良型新药、已上市生物制品（含生物类似药）等进行分类。

（二）《国家药监局关于进一步完善药品关联审评审批和监管工作有关事宜的公告》

本公告由国家药品监督管理局于 2019 年 7 月 15 日发布（2019 年第 56 号），自 2019 年 8 月 15 日起施行。在我国境内研制、生产、进口和使用的原料药、药用辅料、药包材适用于本公告要求。本公告进一步明确原料药、药用辅料、直接接触药品的包装材料和容器（简称原辅包）与药品制剂关联审评审批和监管有关事宜。此外，前述《药品注册管理办法》第三章"药品上市注册"中也对关联审评审批进一步予以明确和规范。

（三）《国家食品药品监督管理总局关于发布普通口服固体制剂溶出度试验技术指导原则和化学药物（原料药和制剂）稳定性研究技术指导原则的通告》

本通告由原国家食品药品监督管理总局于 2015 年 2 月 5 日发布（2015 年第 3 号），自发布之日起施行。原料药或制剂的稳定性是指其保持物理、化学、生物学和微生物学特性的能力，稳定性研究始于药品研发的初期,并贯穿于药品研发的整个过程。本指导原则为原料药和制剂稳定性研究的一般性原则,其主要适用于新原料药、新制剂及仿制原料药、仿制制剂的上市申请。其他如创新药的临床申请、上市后变更申请等的稳定性研究,应遵循药物研发的规律,参照创新药不同临床阶段质量控制研究、上市后变更研究技术指导原则的具体要求进行。

(四)《药物非临床研究质量管理规范》

本规范由原国家食品药品监督管理总局于 2017 年 7 月 27 日颁布(局令第 34 号),自 2017 年 9 月 1 日起施行。药物非临床研究质量管理规范(Good Laboratory Practice,GLP)适用于为申请药品注册而进行的药物非临床安全性评价研究。药物非临床安全性评价研究的相关活动应当遵守本规范,以注册为目的的其他药物临床前相关研究活动参照本规范执行。

(五)《药物临床试验质量管理规范》

本规范由国家药品监督管理局、国家卫生健康委员会于 2020 年 4 月 27 日发布(2020 年第 57 号),自 2020 年 7 月 1 日起施行。药物临床试验质量管理规范(Good Clinical Practice,GCP)是药物临床试验全过程的质量标准,包括方案设计、组织实施、监查、稽查、记录、分析、总结和报告。此外,前述《药品注册管理办法》第三章"药品上市注册"中也对药物临床试验进一步予以明确和规范。

(六)《药品生产质量管理规范》(2010 年版)

本规范由原国家卫生部于 2011 年 1 月 17 日颁布(卫生部令第 79 号),自 2011 年 3 月 1 日起施行。药品生产质量管理规范(Good Manufacture Practice,GMP)作为质量管理体系的一部分,是药品生产管理和质量控制的基本要求,旨在最大限度地降低药品生产过程中污染、交叉污染以及混淆、差错等风险，确保持续稳定地生产出符合预定用途和注册要求的药品。

（七）《药品生产监督管理办法》

本办法由国家市场监督管理总局于 2020 年 1 月 22 日颁布（总局令第 28 号），自 2020 年 7 月 1 日起施行。在我国境内上市药品的生产及监督管理活动，适用本办法。本办法规定从事药品生产活动，应当遵守法律、法规、规章、标准和规范，保证全过程信息真实、准确、完整和可追溯。

（八）《直接接触药品的包装材料和容器管理办法》

本办法由原国家食品药品监督管理总局于 2004 年 7 月 20 日颁布（局令第 13 号），自颁布之日起施行。本办法规定直接接触药品的包装材料和容器简称为药包材，生产、进口和使用药包材必须符合药包材国家标准。

（九）《药品说明书和标签管理规定》

本规定由原国家食品药品监督管理总局于 2006 年 3 月 15 日颁布（局令第 24 号），自 2006 年 6 月 1 日起施行。在我国境内上市销售的药品，其说明书和标签应当符合本规定的要求。

（十）《药品召回管理办法》

本办法由原国家食品药品监督管理总局于 2007 年 12 月 10 日颁布（局令第 29 号），自颁布之日起施行。在我国境内销售的药品的召回及其监督管理，适用本办法。本办法所称药品召回，是指药品生产企业（包括进口药品的境外制药厂商）按照规定的程序收回已上市销售的存在安全隐患的药品；所称安全隐患，是指由于研发、生产等原因可能使药品具有的危及人体健康和生产安全的不合理危险。

（十一）《药品不良反应报告和监测管理办法》

本办法由原国家卫生部于 2011 年 5 月 4 日颁布（卫生部令第 81 号），自 2011 年 7 月 1 日起施行。在我国境内开展药品不良反应报告、监测以及监督管理，适用本办法。本办法所称药品不良反应，是指合格药品在正常用法用量下出现的与用药目的无关的有害反应；所称药品不良反应报告和监测，是指药品不良反应的发现、报告、评价和控制的过程。

（十二）《国家药监局关于印发药品质量抽查检验管理办法的通知》

本通知由国家药品监督管理局于 2019 年 8 月 12 日发布（国药监药管〔2019〕34 号），自发布之日起施行。药品监督管理部门对在我国境内依批准生产、经营、使用药品开展的质量抽查检验工作，适用本办法。

（十三）《国家药监局综合司关于印发药品抽样原则及程序等文件的通知》

本通知由国家药品监督管理局综合司于 2019 年 12 月 26 日发布（药监综药管〔2019〕108 号），自发布之日起施行。

（十四）《医药工业洁净室（区）悬浮粒子的测试方法》

本方法由原国家质量监督检验检疫总局、国家标准化管理委员会于 2010 年 9 月 2 日发布（GB/T 16292-2010）。

（十五）《医药工业洁净室（区）浮游菌的测试方法》

本方法由原国家质量监督检验检疫总局、国家标准化管理委员会于 2010 年 9 月 2 日发布（GB/T 16293-2010）。

（十六）《医药工业洁净室（区）沉降菌的测试方法》

本方法由原国家质量监督检验检疫总局、国家标准化管理委员会于 2010 年 9 月 2 日发布（GB/T 16294-2010）。

（十七）《洁净室施工及验收规范》

本规范由中华人民共和国住房和城乡建设部、原国家质量监督检验检疫总局于 2010 年 7 月 15 日发布（GB 50591-2010）。

（十八）《洁净厂房设计规范》

本规范由中华人民共和国住房和城乡建设部、原国家质量监督检验检疫总局于 2013 年 1 月 28 日发布（GB 50073-2013）。

（十九）《医药工业洁净厂房设计标准》

本标准由中华人民共和国住房和城乡建设部、国家市场监督管理总局于 2019 年 8 月 12 日发布（GB 50457-2019），原《医药工业洁净厂房设计规范》（GB 50457-2008）同时废止。

第二节　医院制剂的质量管理

"任何药品质量的形成是设计出来的，而不是检验出来的。"《药品生产监督管理办法》第三章"生产管理"规定，从事药品生产活动，应当遵守药品生产质量管理规范，按照国家药品标准、经药品监督管理部门核准的药品注册标准和生产工艺进行生产，按照规定提交并持续更新场地管理文件，对质量体系运行过程进行风险评估和持续改进，建立健全药品生产质量管理体系，涵盖影响药品质量的所有因素，保证药品生产全过程持续符合法定要求。上述规定，同样适用于医院制剂。

一、质量管理的常用专业术语

医院制剂的质量管理是指一切指导和控制与制剂质量有关的活动，通常包括质量方针的制订、质量目标的建立、质量策划、质量控制、质量保证和质量改进等活动。常用专业术语有质量方针、质量目标、质量体系、质量控制、质量保证、质量策划、质量计划等，准确理解它们的核心内涵及内在相互关系，是开展好质量管理工作的前提和基础。

（一）质量方针

质量方针（Quality Policy）是指由医疗机构药事管理与治疗学委员会或者制剂质量管理组拟定并颁布的本单位制剂的总质量宗旨和方向，这是开展医院制剂质量管理的重要一环。

（二）质量目标

质量目标（Quality Objective）就是"在质量方面所追求的目的"。质量目标应符合制剂质量管理要求，能够满足制剂安全、有效和质量可控的要求。在制剂配制、质量控制及放行、贮存、使用的全过程中，对影响质量的主要因素设置可评估、可操作和可量化的具体目标。质量目标的核心思想是以系统论思想为指导，从实现医院制剂总的质量目标出发，协调制剂室内部各个部门或组室乃至每名工作人员的活动。

（三）质量体系

质量体系（Quality System）是指实施医院制剂质量管理的组织结构、程序、过程和资源，其设计及建立需要依靠质量策划。质量体系应涵盖影响制剂质量的所有因素，包括确保制剂质量符合预定用途的有组织、有计划的全部活动。有了质量体系，才能开展质量控制活动和内部质量保证活动。

（四）质量控制

质量控制（Quality Control，QC）是指为达到医院制剂质量要求所采取的作业技术和活动。具体地讲，就是利用微生物学、物理学和化学鉴定等方法对制剂的原辅料、中间品及成品的质量进行控制。

（五）质量保证

质量保证（Quality Assurance，QA）是指为使制剂使用对象确信医疗机构能满足质量要求，而在质量体系中实施并根据需要进行证实的全部有计划、有系统的活动。QA 是质量管理的精髓，对医疗机构制剂室内部来说是全面有效的质量管理活动，而对外部来说则是提供所有相关方面证据的活动，其主要工作包括文件制订、审查、监督和成品审核签发等。QA 是以 QC 为基础，离开了 QC 就谈不上 QA。健全的 QA 体系通常包括全员培训保证体系、设施设备保证体系、配制工艺保证体系、质量检验保证体系、试验研究保证体系等。

（六）质量策划

质量策划（Quality Planning）是质量管理诸多活动中不可或缺的中间环节，是连接质量方针和具体的质量管理活动之间的桥梁和纽带，致力于制订质量目标并规定必要的运行过程和相关资源以实现质量目标。质量策划属于"指导"与质量有关的活动，也就是"指导"QC、QA 和质量改进的活动。

（七）质量计划

质量计划（Quality Plan）是指针对特定的医院制剂产品、项目或合同规定专门的质量措施、资源和活动顺序的文件。

二、质量管理的主要工作内容

随着国家相关法规的不断健全，对医院制剂的质量管理提出了更高的要求，提倡实施全面质量管理（Total Quality Control，TQC），其基本工作方法是按照计划（Plan，P）、执行（Do，D）、检查（Check，C）和处理（Action，A）4 个阶段的顺序不断循环进行质量管理，简称 PDCA 循环。质量管理工作的主要内容包括文件管理、质量风险管理、质量回顾、供应商的审计和批准、变更控制、偏差处理、投诉与不良反应报告等。

（一）文件管理

文件管理涉及质量标准、工艺规程、批配制记录、操作规程和记录等，要求与医院制剂质量有关的每项活动均应有记录，以保证制剂配制、质量控制和质量保证等活动可追溯。

（二）质量风险管理

质量风险管理是一个系统化的过程，是对制剂产品在整个生命周期过程中，采用前瞻性或回顾性验证的方式，对风险进行识别、分析、评估、控制、沟通、审核的过程。质量风险管理主要用于各类验证、稳定性研究、超标结果及再实验期、失效期，其目标是评估、控制风险，减少和避免可能或潜在的各种损失。

对于质量风险评估，通常采取定量分析与定性分析相结合，应用的评估工具主要有系统影响性评估（System Impact Assessment，SIA）、部件关键性评估（Component Criticality Assessment，CCA）、预危害评估（Pre-hazard Assessment，PHA）、危害和可操作性分析（Hazard and Operability Analysis，HAZOP）、失败模式与影响分析（Failure Mode and Effect Analysis，FMEA）、失败模式效应与危害度分析（Failure Mode Effects and Criticality Analysis，FMECA）、危害分析及关键控制点（Hazard Analysis and Critical Control Point，HACCP）、故障树分析（Fault Tree Analysis，FTA）、鱼骨图分析（Fishbone Diagram Analysis，FBDA）等。

（三）质量回顾

质量回顾主要是回顾周期内的制剂产品质量数据、关键工艺参数数据、主要质量活动、变更控制以及发现问题或异常、处理风险或缺陷、转入偏差处理程序等全面情况。

（四）供应商的审计和批准

供应商的审计和批准的具体要求包括：①质量管理机构应组织对所有配制用物料的供应商进行质量评估，必要时对主要物料生产商的质量体系进行现场质量审计，并对质量评估不符合要求的供应商行使否决权。②评估至少应包括供应商的资质证明文件、质量标准和检验报告等。

（五）变更控制

变更控制是指医疗机构针对法规要求或者可能影响制剂质量、有效性、安全性的任何因素（包括厂房、设施、设备、检验仪器、原辅料、包装材料、质量标准、配制工艺、操作规程、检验方法）的变更所进行的评估和管理，以确保质量持续改进和有效执行。具体要求包括：①建立变更控制系统，对所有影响制剂质量的变更进行评估和管理。②制订操作规程，规定变更的申请、评估、审核、批准和实施，并保存所有变更的文件和记录。③需要经审批部门批准的变更应在得到批准后方可实施。

（六）偏差处理

偏差处理是指医疗机构针对制剂原辅料、产品、工艺过程、程序、标准、厂房设施设备、环境控制、计量校准、验证过程等，在出现已经偏离预定的配制工艺、物料平衡限度、质量标准、检验方法、操作规程等状况时，从"人、机、料、法、环"5个方面分析查找可能的偏差原因，并拟定纠正和预防措施。具体要求包括：①建立偏差预防、评估和分类处理的操作规程，确定偏差的报告、记录、调查、处理以及所采取的纠正措施，并有相应的记录。②任何偏离配制工艺、物料平衡限度、质量标准、检验方法、操作规程等的情况均应有记录。③重大偏差应由质量管理机构进行调查，并有调查报告，还应采取预防措施有效防止类似偏差再次发生。

（七）投诉与不良反应报告

投诉与不良反应报告的具体要求包括：①应建立操作规程，规定投诉登记、评价、调查和处理的程序，并规定因可能的制剂质量缺陷发生投诉时所采取的措施，包括考虑是否有必要召回制剂。所有投诉都应登记与审核，与制剂质量缺陷有关的投诉应进行调查。投诉调查和处理应有记录，并注明所查相关批次的信息。出现制剂配制失误、制剂变质或其他重大质量问题，应及时采取相应措施，必要时还应向制剂审批部门报告。②应建立制剂不良反应报告和监测管理制度，主动收集不良反应，对不良反应详细记录、评价、调查和处理，及时采取措施控制可能存在的风险，并按照要求向审批部门报告。病历和有关检验、检查报告单等原始记录至少保存 5 年备查。

医院制剂的研制和注册是一项极其重要的工作。研制既需要相关政策的支撑，又需要制定科学的策略并依靠制药新技术；而注册则是研制之后实现成果转化的重要步骤。

第一节　医院制剂的研制

我国《药品管理法》和《中医药法》均允许医疗机构根据本单位临床用药需要研制新制剂，尤其鼓励以中药制剂为基础研制中药新药。

一、医院制剂研制的策略

医疗机构开展制剂研制工作具有重要的现实意义：①有效弥补市场药品供应不足，解决临床用药需求，填补某些治疗领域的制剂空白。②有利于拓展医院药学学科建设的内涵，培养和保留药学技术骨干人才，保证医院制剂专业可持续发展。③在医保控费结构优化、国家新药孵化研发、科技创新成果转化方面，扮演着不可忽视的重要角色。

目前市场流通的药品中，有不少品种的最初研制与开发始于医院制剂，尤其中药制剂成为了中药新药创新的重要来源，见表3-1。

表 3-1　部分最初研制与开发始于医院制剂的新药

医疗机构单位名称	制剂 / 新药名称
北京协和医院	妇炎宁阴道泡腾片、协和硅霜、B 超耦合剂、碳酸钙片（商品名为协达利）、戊酸雌二醇片（商品名为协坤）
南方医科大学南方医院	三九胃泰、正天丸、尿毒清
武汉大学人民医院（原湖北医学院附属一院）	制霉菌素栓、归芪口服液
武汉市儿童医院	龙牡壮骨颗粒
杭州市传染病医院	甘草酸二铵（商品名为甘利欣）
北京地坛医院	84 消毒液

　　首先，对于设置有制剂室的医疗机构，应结合国家药品政策与医改趋势、本单位承担任务及学科发展方向等进行综合评估，科学拟定制剂发展策略。如按照"制剂来源于临床，服务于临床"和打造"名院、名医、名药"的发展思路，密切与临床联系，紧贴用药保障需求，引进新技术、新剂型，研制新品种以填补空白或形成系列化，使之与本单位的临床重点或特色专科发展及专病诊疗有机衔接和相互促进。从具体实践来看，不少医疗机构研发的品种已成为"明星制剂"，深受临床认可及患者欢迎，见表3-2、表 3-3。

表 3-2　北京各医院具有代表性的"明星"制剂品种

制剂名称	主要用途	医疗机构单位名称
肤乐霜	用于治疗婴幼儿湿疹	首都儿科研究所
硅霜	用于治疗皮肤干裂、瘙痒	北京协和医院
维生素 E 乳	用于治疗皮肤干裂、瘙痒	北京医院

续表

制剂名称	主要用途	医疗机构单位名称
红纱条	用于治疗感染性创面、顽固难愈性皮肤溃疡	北京中医院
复方苍耳子片	用于治疗慢性鼻炎、过敏性鼻炎	北京大学第三医院
复幼合剂	用于治疗儿童性早熟	北京儿童医院
青紫合剂	用于治疗儿童过敏性紫癜	北京儿童医院
咳嗽合剂	用于祛痰、止咳	北京大学人民医院

表 3-3　南方医科大学南方医院的"明星"制剂品种

制剂名称	处方药材	功能与主治
清毒饮（曾用名：病毒清口服液）	板蓝根、大青叶、金银花、连翘、荆芥、厚朴、郁金、生地黄、芦根、桔梗、甘草，共11味药材	清热解毒，祛湿凉血，解表散风。用于风热感冒、温病发热及上呼吸道感染，流感、腮腺炎等病毒性疾病
咽炎饮	板蓝根、菊花、射干、玄参、桔梗、麦冬、甘草，共7味药材（另加薄荷素油）	清热解毒，利咽祛痰。用于急、慢性咽炎，主治咽痛、咽干、咽痒等症
复方九里香颗粒（曾用名：三九胃泰颗粒）	三桠苦、两面针、九里香、茯苓、白芍、薏苡仁、木香、地黄、黄芩，共9味药材	消炎止痛，理气健胃。用于浅表性胃炎、糜烂性胃炎
维康六味颗粒	黄精、陈皮、熟地黄、山药、山茱萸、党参，共6味药材	滋肾养精，理气扶阳。适用于亚健康人群慢性疲劳综合征（脾肾两虚），症见腰酸、膝软、乏力、神倦、小便余沥、阳痿早泄、舌红或淡红、脉弦细

制剂名称	处方药材	功能与主治
抑乳调经颗粒	仙茅、巴戟天、白芍、甘草，共4味药材	抑制垂体催乳素分泌过高，调整垂体分泌促性腺激素功能，降低血清睾酮水平。用于治疗高催乳素血症、多囊卵巢综合征、高睾酮血症引起的催乳素异常增高、异常泌乳、月经紊乱等症
慈春颗粒（曾用名：慈禧春宝颗粒）	白芍、白术、党参、当归、人参叶、茯苓、香附、砂仁，共8味药材	补脾，补血，益气，养肝肾。用于神经衰弱、更年期的各种不良症状
复方香川丸（曾用名：壮骨关节丸）	熟地黄、狗脊、续断、桑寄生、补骨脂、川芎、木香、独活、乳香、没药、淫羊藿、鸡血藤、骨碎补，共13味药材	补益肝肾，养血活血，舒筋活络，理气止痛。用于肝肾不足，气滞血瘀，经络痹阻。治疗各种退行性骨关节痛、腰肌劳损等症

其次，可以按照共建共享的原则，由两家或多家医疗机构强强联合，共建制剂室或区域制剂中心，挖掘、收集、整理及遴选医联体内各医疗机构协定处方，进行制剂技术开发及新品研制，实现医疗资源共享、优势互补，同时避免低效率的资本重复投入。据报道，2019年北京市医院管理中心会同市卫生健康委员会积极探索区域医院制剂管理，推动在首都医科大学附属北京世纪坛医院建立了市属医院集团化制剂中心，其目标是通过共建、委托加工等形式实现制剂共享使用，并搭建医药成果转化平台。

最后，还可以按照"产、学、研、用"一体化的思路，加强与医药企业合作，建立"临床创新—医院制剂—上市药品"的链条式研发体系，争取把有重大临床价值的制剂转化为市售药品，进而造福于更多患者。据报道,2019年北京市医院管理中心会同市卫生健康委员会,组织专家从63个市属医院制剂中遴选了15个安全性高、疗效确切、患者广泛认可的制剂,作为未来北京市医药成果转化的候选品种,并积极搭建平台促进医院与企业对接。再如,2019年年底广东省珠海市中西医结合医院与粤澳合作中医药科技产业园联合共建了粤澳医疗机构中药制剂中心,实现了3个创新突破:①跨境中医药合作的创新突破,是国内医疗机构首次与境外药企合作共建的大型制剂中心,有望助推创新中药走向国际。②医药政策的创新突破,原来只可"院内药方院内配制"的制剂,通过该制剂中心生产许可后,可在全省医药市场流通。③制剂生产流程的创新突破,制剂生产从院内"小规模"配制走向专业化、大规模、高水平的平台化生产,将大大提高制剂产品的质量水平。

为了最大限度发挥医院制剂的效用,持续提高药材保障能力,还可针对特殊环境(因素)损伤,研制用于治疗晒伤、冻伤、雪盲、高原病、振动病、噪声性聋、爆震性聋、航空病、潜水及航海性疾病、放射病、电磁辐射损伤、晕动病等的特需药品或特色制剂。

二、医院制剂研制需把握的问题

首先,医疗机构应当建立制剂研制质量管理体系,包括机构与人员、文件管理、物料管理、资源管理、质量保证、质量研究及技术文件等。其次,既可以开发标准制剂,又可以研制特色的非标准制剂,选题立项时应充分论证其科学性、合理性和必要性,确保开发研制的产品既符合政策法规要求,又能解决临床实际问题,切实发挥"拾遗补缺"的功能。再次,应遵循"质量源于设计"的理念,制剂研制过程及配制工艺必须精心设计,做到质量风险可控。最后,医院制剂从业人员在制剂研制活动中,应当严格遵守药物非临床研究质量管理规范（Good Laboratory Practice， GLP）、药物临床试验质量管理规范（Good Clinical Practice，GCP），保证制剂研制的全过程持续符合法定要求，做到信息真实、准确、完整和可追溯。此外，在实践工作中既要保证不对他人构成侵权，也要注重创新和知识产权保护，对于具有良好应用前景或者潜在价值的制剂可进一步推动成果转化。

三、医院制剂研制的新技术

随着医药工业的快速发展及临床对制剂新剂型需求的日益增加，一些新技术已逐步应用到制剂研制领域，如脉冲式释药技术、缓控释制剂技术、固体分散技术、纳米技术、靶向制剂技术、中药微粉化技术、大孔吸附技术、膜分离技术、高压均质技术、超临界流体技术、喷雾干燥技术等。

（一）脉冲式释药技术

脉冲式释药技术又称外界控制给药系统，是基于时辰药理学理论，以制剂手段控制药物释放时间、给药剂量，以配合生理节律的变化，达到最佳的疗效。脉冲式释药技术简明示意图见图3-1。

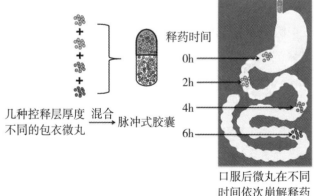

图 3-1　脉冲式释药技术简明示意图

（二）缓控释制剂技术

缓控释制剂技术主要有膜控释和骨架控释技术，制备成的制剂可实现定速、定位、定时释药。对于控释片，其制备通常是在含药片芯外面穿上一件"外衣"——控释衣膜，而控释衣膜是一层打有若干小孔的半透膜。药片服用后与体液接触，水从半透膜进入片芯，使药物溶解。当膜内渗透压高于外部时，药物便从小孔中以稳定的速度释放，实现持续稳定的治疗作用。对于缓释片，其制备通常是先将药物制成小的颗粒，少数颗粒不包衣为速释部分，其他颗粒分别包上薄厚不同的衣膜为缓释部分，颗粒按一定比例混合，通过在体内释放时间的差别，持续发挥药理作用。缓控释制剂技术简明示意图见图 3-2。

骨架型缓释片　　　　　　膜控型缓释片

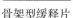

● 分子、微晶或微粒　　　■ 高分子聚合膜

图 3-2　缓控释制剂技术简明示意图

（三）固体分散技术

固体分散技术用于固体分散体的制备，可增加难溶性药物的溶出度，从而提高药物的生物利用度，其制备方法有溶剂法、熔融法、溶剂－熔融法、研磨法和冷冻干燥法等。制备所采用的固体分散体载体可分为水溶性、难溶性和肠溶性三大类，既可单独应用也可联合应用。常用的水溶性载体材料有聚乙二醇类、聚维酮、表面活性剂、糖及有机酸等，难溶性载体材料有乙基纤维素、含季铵基团的聚丙烯酸树脂类（含 Eudragit E、Eudragit

RL 和 Eudragit RS）、脂质类等，而肠溶性载体有邻苯二甲酸羟丙基纤维素（Eudragit L）和聚丙烯酸树脂类（Eudragit S）等。固体分散技术简明示意图见图 3-3。

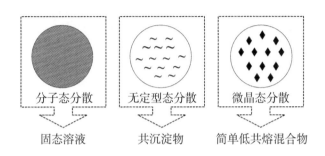

图 3-3 固体分散技术简明示意图

（四）纳米技术

在医药学领域，纳米级别常被规定为 1~200nm 或 1~1000nm，采取纳米技术可制备相应的纳米制剂，如脂质体、亚微乳和纳米乳、纳米混悬剂、纳米凝胶、固体脂质纳米粒、聚合物胶束等。纳米技术简明示意图见图 3-4。

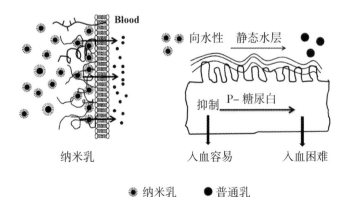

图 3-4 纳米技术简明示意图

（五）靶向制剂技术

靶向制剂技术是指采用载体将药物通过循环系统浓集于或接近靶器官、靶组织、靶细胞和细胞内结构的一类技术，其制备的制剂称为靶向制剂，也称为靶向载体或靶向给药系统。通常根据靶向动力的不同，可将靶向制剂分为被动靶向制剂、主动靶向制剂、物理化学靶向制剂。其中，物理化学靶向制剂又可分为磁靶向给药系统、pH敏感给药系统、热敏给药系统、光敏给药系统、栓塞给药系统等。按照临床和药学的治疗特点，靶向制剂可分为大分子靶向制剂和小分子靶向制剂。大分子和小分子是有区别的，小分子靶向制剂有固定的分子式和固定的分子量，半衰期也比较短，所以容易被口服吸收，如埃克替尼、厄洛替尼、吉非替尼、瑞戈非尼等用于口服的靶向抗肿瘤药都是小分子靶向制剂。大分子靶向制剂的分子量是不固定的，分子式也不固定，是一种大分子的多肽链的结构，所以它的半衰期很长，往往都是以注射的形式使用的，如单克隆抗体 PD-1 和 PD-L1 等免疫制剂。靶向制剂技术简明示意图见图 3-5。

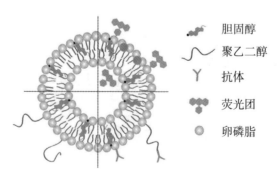

胆固醇
聚乙二醇
抗体
荧光团
卵磷脂

图 3-5 靶向制剂技术简明示意图

（六）中药微粉化技术

中药微粉化技术是指在遵循中医药理论的前提下，采用现代微粉技术，将中药材、中药提取物或中药制剂微粉化，所得中药微粉也称为中药超细粉体、细胞级微粉、微米中药、单味中药超微饮片等。中药微粉化技术简明示意图见图 3-6。

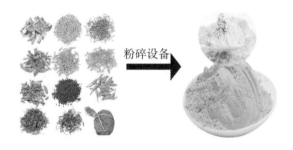

图 3-6 中药微粉化技术简明示意图

（七）大孔吸附技术

大孔吸附技术是指将中药复方煎煮液通过大孔树脂，吸附其中的有效成分，再经洗脱回收，除掉杂质的一种纯化精制方法。该技术用于提取中药的主要优势是可提高中药制剂的内在质量和制剂水平，缩短生产周期，降低配制成本等。大孔吸附技术简明示意图见图 3-7。

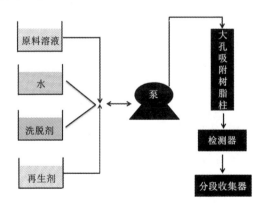

图 3-7 大孔吸附技术简明示意图

（八）膜分离技术

膜分离技术是指不同粒径分子的混合物在通过半透膜（也叫分离膜或滤膜）时，实现选择性分离的技术。该技术具有分离、浓缩、纯化、精制的功能，而且易于控制，高效、节能、环保。膜分离技术简明示意图见图 3-8。

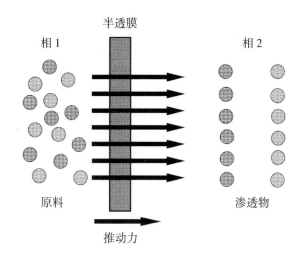

图 3-8　膜分离技术简明示意图

（九）高压均质技术

高压均质技术是指粗分散体在一定温度和压力下，发生强烈剪切、撞击、空穴和湍流涡旋作用，使其超微细化，得到的纳米粒粒径小且分布范围窄。如超音速微射流技术，可将粗分散体加高压（压力为 30~150MPa）形成超音速流，发生瞬时高速冲击对撞，使粒子间产生强烈撞击作用、高速湍流作用和超声波空化作用，从而使物质瞬间达到纳米分散状态。高压均质技术简明示意图见图 3-9。

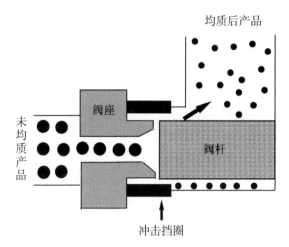

图 3-9　高压均质技术简明示意图

（十）超临界流体技术

超临界流体技术的基本原理是在流体临界点以上时，随压力的较小变化而溶质的溶解度变化较大，含有溶质的超临界流体迅速减压引起高度的超饱和状态而生成大量细微结晶。该技术适用于热敏性、生物活性药物的微粉化。超临界流体技术简明示意图见图 3-10。

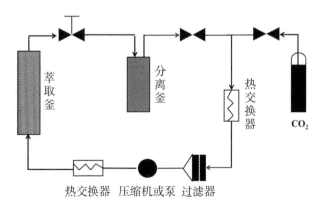

图 3-10　超临界流体技术简明示意图

（十一）喷雾干燥技术

喷雾干燥技术是制剂物料干燥的一种重要方法，在干燥室内将物料雾化后，与热空气接触，水分迅速汽化，即得到干燥产品。该技术可直接使溶液、乳浊液干燥成粉状或颗粒状，可省去蒸发、粉碎等工序，能最大限度地保留药物活性。喷雾干燥技术简明示意图见图 3-11。

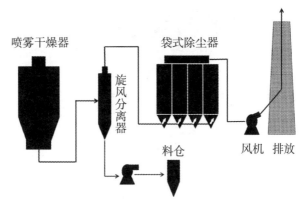

图 3-11　喷雾干燥技术简明示意图

第二节　医院制剂的注册

新修订的《药品管理法》规定：申请药品注册，应当提供真实、充分、可靠的数据、资料和样品，证明药品的安全性、有效性和质量可控性。国务院药品监督管理部门在审批药品时，对化学原料药一并审评审批，对相关辅料、直接接触药品的包装材料和容器一并审评，对药品的质量标准、生产工艺、标签和说明书一并核准。《中医药法》明确指出：医疗机构配制的中药制剂品种，应当依法取得制剂批准文号。但是，仅应用传统工艺配制的中药制剂品种，向医疗机构所在地省、自治区、直辖市人民政府药品监督管理部门备案后即可配制，不需要取得制剂批准文号。

根据《医疗机构制剂注册管理办法（试行）》第十四条规定，有下列情形之一的，不得作为医院制剂申报：①市场上已有供应的品种。②含有未经国家食品药品监督管理局（现国家药品监督管理局）批准的活性成分的品种。③除变态反应原外的生物制品。④中药注射剂。⑤中药、化学药组成的复方制剂。⑥麻醉药品、精神药品、医疗用毒性药品、放射性药品。⑦其他不符合国家有关规定的制剂。

一、申请注册流程

通常，医院制剂研制及申请注册分为 2 个阶段，见图 3-12。

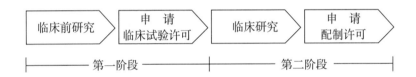

图 3-12　医院制剂研制及申请注册阶段划分

医疗机构申请注册制剂应遵循《医疗机构制剂注册管理办法（试行）》等有关规定进行注册申报，一般流程见图 3-13。

注册申报须提供相关的研究资料，主要包括以下各项。

（1）制剂名称及命名依据。

（2）立题目的以及该品种的市场供应情况。

（3）证明性文件。

（4）标签及说明书设计样稿。

（5）处方组成、来源、理论依据以及使用背景情况。

（6）配制工艺的研究资料和文献资料。

（7）质量研究的试验资料和文献资料。

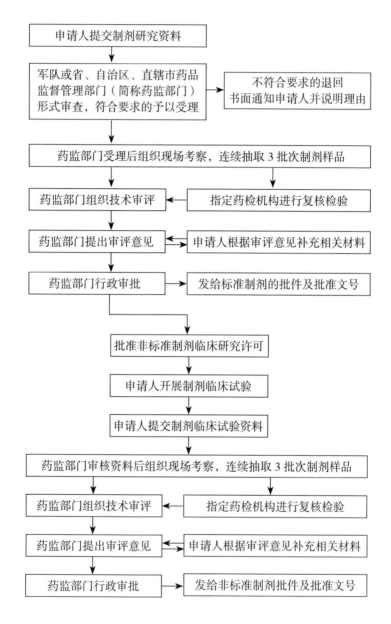

图 3-13 医院制剂注册申报一般流程

（8）制剂的质量标准草案及起草说明。

（9）制剂的稳定性试验资料。

（10）样品的自检报告书。

（11）原辅料的来源和质量标准。

（12）直接接触制剂的包装材料和容器的选择依据及质量标准。

（13）主要药效学试验资料及文献资料。

（14）急性毒性试验资料及文献资料。

（15）长期毒性试验资料及文献资料。

（16）临床研究方案。

（17）临床研究总结。

申请注册标准制剂仅需提供资料项目（1）~（12），而非标准制剂，则需提供资料项目（1）~（17）。

此外，参照《国家药监局关于进一步完善药品关联审评审批和监管工作有关事宜的公告》（2019年第56号），医院制剂注册申请人对制剂质量承担主体责任，申报制剂注册申请时还需提供原料药、药用辅料、直接接触药品的包装材料和容器（简称原辅包）登记号和原辅包登记人的使用授权书。

医疗机构制剂批准注册后，如需变更以下内容的，应当提出补充申请。

（1）改变可能影响制剂质量的工艺和处方。

（2）医疗机构内部变更配制场地。

（3）修改制剂质量标准。

（4）变更直接接触制剂的包装材料或者容器。

（5）变更制剂处方中原料药产地。

（6）变更被委托配制单位。

（7）变更制剂有效期。

（8）变更医疗机构名称或地址名称。

（9）变更制剂包装规格。

（10）增加说明书安全性内容。

（11）其他。

二、传统中药制剂备案管理

根据《关于对医疗机构应用传统工艺配制中药制剂实施备案管理的公告》（2018年第19号，以下简称《公告》），医疗机构应用传统工艺配制中药制剂（以下简称传统中药制剂）由注册管理调整为备案管理。《公告》所规定的传统中药制剂包括：①由中药饮片经粉碎或仅经水或油提取制成的固体（丸剂、散剂、丹剂、锭剂等）、半固体（膏滋、膏药等）和液体（汤剂等）传统剂型。②由中药饮片经水提取制成的颗粒剂以及由中药饮片经粉碎后制成的胶囊剂。③由中药饮片用传统方法提取制成的酒剂、酊剂。

《公告》要求医疗机构所备案的传统中药制剂应与其《医疗机构执业许可证》所载明的的诊疗范围一致。属于下列情形之一的，不得备案：①《医疗机构制剂注册管理办法（试行）》中规定的不得作为医院制剂申报的情形。②与市场上已有供应品种相同处方的不同剂型品种。③中药配方颗粒。④其他不符合国家有关规定的制剂。

《公告》规定传统中药制剂备案应当提交以下资料。

（1）《医疗机构应用传统工艺配制中药制剂备案表》原件。

（2）制剂名称及命名依据。

（3）立题目的和依据；同品种及该品种其他剂型的市场供应情况。

（4）证明性文件，包括：①《医疗机构执业许可证》复印件、《医疗机构制剂许可证》复印件。②医疗机构制剂或者使用的处方、工艺等的专利情况及其权属状态说明，以及对他人的专利不构成侵权的保证书。③直接接触制剂的包装材料和容器的注册证书复印件或核准编号。④未取得《医疗机构制剂许可证》或《医疗机构制剂许可证》无相应制剂剂型的医疗机构还应当提供委托配制中药制剂双方签订的委托配制合同复印件，以及制剂受托配制单位的《医疗机构制剂许可证》或《药品生产许可证》复印件。

（5）说明书及标签设计样稿。

（6）处方组成、来源、理论依据及使用背景情况。

（7）详细的配制工艺及工艺研究资料，包括工艺路线、所有工艺参数、设备、工艺研究资料及文献资料。

（8）质量研究的试验资料及文献资料。

（9）内控制剂标准及起草说明。

（10）制剂的稳定性试验资料。

（11）连续3批样品的自检报告书。

（12）原辅料的来源及质量标准，包括药材的基原及鉴定依据、前处理、炮制工艺、有无毒性等。

（13）直接接触制剂的包装材料和容器的选择依据及质量标准。

（14）主要药效学试验资料及文献资料。

（15）单次给药毒性试验资料及文献资料。

（16）重复给药毒性试验资料及文献资料。

处方在本医疗机构具有5年以上（含5年）使用历史的，其制剂可免报资料项目（14）~（16）。有下列情形之一的，需报送资料项目（15）、（16）：①处方中含法定标准中标识有"剧

毒""大毒"及现代毒理学证明有明确毒性的药味。②处方组成
含有"十八反""十九畏"配伍禁忌。

三、特殊情况的应急或备案审批

在特殊情况下，包含传统中药制剂在内的医院制剂可纳入应急或备案审批程序。如在 2020 年抗击 COVID-19 疫情期间，为贯彻落实中央及地方对疫情防控工作部署要求，加速推动中医药临床研究成果转化为疫情防控有效手段，据不完全统计湖北等 19 个省（自治区、直辖市）共应急审批了 70 个中药制剂，见表 3-4。

表 3-4　新型冠状病毒肺炎（COVID-19）疫情期间获批的 70 个中药制剂

省（自治区、直辖市）	审批数量/个	制剂名称
湖北	4	感冒退热方、宣清和化方、清肺达原颗粒（曾用名"肺炎 1 号"）、柴胡达胸合剂（曾用名"强力肺炎 1 号"）
广东	1	透解祛瘟颗粒（肺炎 1 号方颗粒）
四川	4	清肺排毒合剂（新冠 1 号）、银翘藿朴退热合剂（新冠 2 号）、荆防藿朴解毒合剂（新冠 3 号）、扶正克感颗粒
湖南	1	新冠肺炎预防 2 号方颗粒
青海	4	扶正避瘟合剂、藿兰清化饮、芩蚕解毒合剂、辟瘟散（外用）
宁夏	4	清肺排毒合剂（注：2 个不同配制单位提出申请）、益气固卫合剂、益气防瘟合剂

续表

省（自治区、直辖市）	审批数量 / 个	制剂名称
甘肃	3	仙贞扶正颗粒、金菊板蓝根颗粒、催汤颗粒
陕西	3	清瘟护肺颗粒、益肺解毒颗粒、避瘟解毒颗粒
山西	5	益气除瘟颗粒（观察期方）、除湿清肺颗粒（初期方）、解毒护肺颗粒（中期方）、葶苈泻肺颗粒（重症期方）、补肺健脾颗粒（恢复期方）
重庆	2	藿朴透邪合剂、麻杏解毒合剂
吉林	1	除湿防疫散
辽宁	5	扶正解毒合剂、柴芩抗感合剂、柴芩清热合剂、肺康益气颗粒、肺康养阴颗粒
河北	6	香苏化浊颗粒、连花清咳颗粒、清肺解毒合剂、培元抗感合剂、清热宣肺合剂、柴葛解毒合剂
江苏	2	芪参固表颗粒、羌藿祛湿清瘟合剂
浙江	3	化湿宣肺合剂（新冠肺炎 1 号方，治疗普通型新冠肺炎）、解毒泻肺合剂（新冠肺炎 2 号方，治疗重症新冠肺炎）、健脾补肺合剂（新冠肺炎 3 号方，治疗恢复期新冠肺炎）
江西	3	温肺化纤颗粒、苇梗清瘟颗粒、白头翁清肺栓

省（自治区、直辖市）	审批数量 / 个	制剂名称
广西	8	"清肺排毒汤"预包装颗粒饮片、芪君益气合剂、康复1号颗粒、七味汤颗粒等8个品种
云南	10	黄芪扶正解毒合剂、金香清瘟合剂、七龙天胶囊、健体抗疫合剂、贯防合剂、清瘟解热合剂、气阴双补养血合剂、香芩解热颗粒、化疫解毒合剂、清肺解毒胶囊
贵州	1	养阴解毒合剂

新修订的《药品管理法》第七十六条规定：医疗机构配制的制剂，应当是本单位临床需要而市场上没有供应的品种，并应当经所在地省、自治区、直辖市人民政府药品监督管理部门批准；但是，法律对配制中药制剂另有规定的除外。制剂配制离不开必需的制药设备，同时必须按照审批部门批准的处方工艺实施，制订并按照批准的工艺规程和操作规程进行操作并有相关记录，尽可能采取措施防止污染和交叉污染，以确保制剂达到批准的质量标准要求。

本章主要介绍医院制剂配制的常用设备、工艺流程、野外临时制剂的配制方法及中药膏方的制作方法。

第一节　医院制剂配制的常用设备

为了保证规范地配制医院制剂，制剂室应配备有与所配制剂型相适应的设备、衡器、量具等。本节参考《制药机械术语》（ GB/T 15692-2008 ），依据不同的功能和用途，将制剂配制的常用设备分为通用设备、无菌制剂配制设备、口服制剂配制设备、外用制剂配制设备四大类。

一、通用设备

根据制剂配制工艺流程，制剂配制的通用设备主要包括制药用水设备、称量设备、中药提取设备、药用粉碎设备、干燥设备、过滤离心设备、混合设备、配液设备、灭菌设备及各类内外包装设备等。

1. 制药用水设备 主要用于制备符合《中国药典》规定要求的纯化水、注射用水和灭菌注射用水。

2. 称量设备 主要用于制剂配制投料前称量原辅料或称量中间品以复核装量等，常用的有磅秤、电子秤等。

3. 中药提取设备 主要用于中药材有效成分的提取、药液浓缩、杂质分离、乙醇回收、配液等制剂配制工艺，常用的有多功能提取罐、提取液储罐、单效浓缩器、浓缩液储罐、醇（水）沉罐、上清液储罐、球形浓缩器、乙醇回收罐等。

4. 药用粉碎设备 主要用于以机械力、气流、研磨的方式，粉碎制剂配制的原辅料或中间品，常用的有机械式粉碎机、气流粉碎机、胶体磨粉碎机、低温粉碎机等。

5. 干燥设备 主要用于以热能或低温升华使制剂的原辅料或中间品中的湿分气化而获得所需的干燥品，常用的有对流式干燥器（如流化床、喷雾干燥器、厢式干燥器等）、传导式干燥器（如耙式真空干燥器、冷冻干燥器等）、辐射干燥器（如红外干燥器、远红外干燥器等）及微波干燥器等。

6. 过滤离心设备 主要用于过滤分离液体物料或悬浮液型、乳浊液型的制剂中间品，常用的有分离离心机、沉降离心机、蝶式分离机、过滤分离器（如膜式过滤器、筒式过滤器、管式过滤器、板式过滤器）等。

7. 混合设备 主要用于均匀混合 2 种及以上制剂原辅料和（或）中间品，常用的有槽型混合机、回转式混合机、双锥型混合机、V 型混合机、摇滚式混合机、万向式混合机、行星锥形混合机、气流混合机等。

8. 配液设备 主要用于液体制剂的配液、搅拌、定容和过滤，常用的有配液罐（如机械搅拌式配液罐、磁力搅拌式配液罐、刻度式配液罐、称重式配液罐等）和搅拌罐（如电加热搅拌罐、移动式搅拌罐等），通常配套有相应的定容装置和过滤器。

9. 灭菌设备 主要用于对制剂中间品进行灭菌，常用的有水浴灭菌柜、压力蒸汽灭菌柜、干热灭菌柜、脉动真空灭菌柜、臭氧灭菌柜、安瓿检漏灭菌柜等。

10. 药用瓶包装联动线 主要用于片剂、丸剂、胶囊剂等制剂的装瓶及包装，通常由理瓶机、计数充填机（如转盘计数充填机、电子计数充填机、量杯式计数充填机等）、塞封机、旋盖机、轧盖机、电磁感应封口机、多功能药用瓶包装机、小丸装瓶机、贴标签机及印字机等设备组成。

11. 袋包装设备 主要用于完成对可热封复合材料的自动制袋、计量、充填、封合、分切、热压批号及袋包装，常用的有颗粒包装机、粉末包装机、中药汤剂包装机、泡罩包装机、药用枕式包装机、装袋机等。

12. 中药大蜜丸包装设备 主要用于蜡制成壳并封固药丸，通常由扣壳机、蜡封机及蜡壳印字机等设备组成。

13. 外包装设备 主要用于对盒装、纸箱装等制剂外包装物进行装盒（或装袋）、印字、贴标签、裹包或装箱等，常用的有装盒机、说明书折叠机、印字机、贴标签机、薄膜收缩包装机、药用透明膜包装机、卧式软袋包装机、枕式包装机、大包装机等。

二、无菌制剂配制设备

根据无菌制剂的特点及配制工艺流程，其配制设备主要包括非 PVC 膜软袋大容量注射剂联动线、玻璃瓶大容量注射剂联动线、安瓿小容量注射剂联动线、滴眼剂联动线等设备。

1. 非 PVC 膜软袋大容量注射剂联动线 主要用于配制以非 PVC 膜为内包装材料的 50ml 及以上装量的无菌注射液，通常由配液设备、非 PVC 膜制袋机、灌封机、检漏机及烘干机等设备组成。

2. 玻璃瓶大容量注射剂联动线 主要用于配制以玻璃瓶为内包装材料的 50ml 及以上装量的无菌注射液，通常由配液设备、理瓶机、清洗机、灌装机、压塞机、翻塞机及轧盖机等设备组成。

3. 安瓿小容量注射剂联动线 主要用于配制以安瓿为内包装材料的 50ml 以下装量的无菌注射液，通常由配液设备、安瓿清洗机、安瓿热风循环型隧道式灭菌干燥机、安瓿灌封机及输送带等设备组成。

4. 卡式瓶小容量注射剂联动线 主要用于配制以卡式瓶为内包装材料的 50ml 以下装量的无菌注射液，通常由卡式瓶用玻璃套筒清洗机、隧道式灭菌干燥机、灌装机、活塞清洗机、铝盖清洗机等设备组成。

5. 预灌装注射器小容量注射剂联动线 主要用于配制以预灌装注射器为内包装材料的 50ml 以下装量的无菌注射液，通常由预灌装注射器用玻璃针管清洗机、隧道式灭菌干燥机、灌装机、活塞清洗机等设备组成。

6. 粉针剂配制设备 主要用于将无菌粉末药物定量分装于抗生素玻璃瓶内，或将无菌药液定量灌入抗生素玻璃瓶再采用冷冻干燥法制成粉末并盖封，一般包含理瓶机、洗瓶机、分装机、轧盖机、贴签机等。

7. 滴眼剂联动线　主要用于配制眼用液体制剂，通常由配液设备、滴眼剂瓶清洗机、内嘴（塞）清洗机、灌装压塞旋盖机或塑料滴眼剂瓶成形灌封机等设备组成。

三、口服制剂配制设备

根据口服制剂的特点及配制工艺流程，其配制设备主要包括口服液、片剂、颗粒剂、硬胶囊、软胶囊、丸剂等配制设备。

1. 口服液体制剂设备　主要用于制备口服溶液剂、口服混悬剂和口服乳剂等口服液体制剂，通常包括配液设备、瓶清洗机、隧道式灭菌干燥机、灌装机、轧盖机、旋盖机及外壁清洗烘干机等设备。

2. 片剂设备　主要用于制备片剂，将药物（或加入适宜的药用辅料）混匀压制成各种片状的固体制剂，通常包括混合机、制粒机、整粒机、压片机及包衣机等。

3. 颗粒剂设备　主要用于制备颗粒剂，将药物（或加入适宜的药用辅料）经混合制成颗粒状制剂，通常包括混合机、制粒机及整粒机（含多功能制粒机）等。

4. 硬胶囊联动线　主要用于制备硬胶囊剂，将药物（或加入适宜的药用辅料）经混合均匀后充填于空心胶囊，通常由充填机、抛光机、开囊取粉机及重量检测机等设备组成。

5. 软胶囊联动线　主要用于制备软胶囊剂，将药物（或加入适宜的药用辅料）经混合均匀后充填密封于软质囊材中，通常由软胶囊配料设备、胶体磨、软胶囊制造机、转笼式软胶囊定型干燥机及软胶囊清洗机等设备组成。

6. 制丸联动线　主要用于制备滴丸、蜜丸、糖丸、水丸等丸剂，通常由配料罐、制丸机（如离心式制丸机、丸粒整形机、丸粒干燥机、滚筒式丸粒筛选机、选丸机）及输送机等设备组成。

7. 滴丸联动线 主要用于将药物与制剂原辅料加热熔融混匀后，滴入不相混溶的互不作用的冷凝液中，收缩冷凝成球形、类球形药丸，通常由擦丸机、滴丸离心去油机及滴丸筛选干燥机等设备组成。

四、外用制剂配制设备

根据外用制剂的特点及配制工艺流程，其配制设备主要包括外用液体制剂联动线、鼻用制剂或耳用制剂联动线、眼膏剂设备、软膏剂或乳膏剂设备等。

1. 外用液体制剂联动线 主要用于制备外用液体制剂，通常由配液设备、理瓶机、洗瓶机、液体自动灌装锁盖一体机及贴标签机等设备组成。

2. 鼻用制剂或耳用制剂联动线 主要用于制备鼻用制剂或耳用制剂，通常由配液设备、理瓶机、清洗机、臭氧灭菌干燥机、灌封机及贴标签机等设备组成。

3. 眼膏剂设备 主要用于制备无菌眼用软膏剂，通常包括膏体配料罐、制膏机、软膏灌封机等。

4. 软膏剂或乳膏剂 主要用于制备软膏剂、乳膏剂，通常包括膏体配料罐、滚辗式制膏机、真空乳化搅拌机、高压均质器、胶体磨、乳化罐、软膏剂或乳膏剂灌装机等。

5. 药膜剂设备 主要用于制备膜状制剂，通常包括纸型药膜机、纸型药膜分格包装机、制膜机、药膜包装机等。

6. 贴膏剂联动线 主要用于制备皮肤用贴膏剂，通常由真空搅拌机、切胶机、开炼机、捏合机、烘箱、涂布机、打孔机及复合切片机等组成。

7. 栓剂设备 主要用于制备栓剂，通常包括栓剂熔融罐、真空乳化搅拌机、冷挤压制栓机、热熔式制栓机、栓壳成形制栓机等。

8. 气雾剂灌封设备 主要用于制备气雾剂，通常包括药液灌封机、喷雾阀门轧口机、抛射剂压装机、稳压罐等。

第二节 医院制剂配制的工艺流程

依照医疗机构制剂室换证验收标准及质量管理要求，制剂室应建立制剂管理制度、配制操作规程、检验操作规程、批配制记录和检验记录，并按照药品监督管理部门批准的工艺和质量标准进行配制和检验。其中，在配制操作规程中，通常需要附有各种制剂相应的工艺流程。本节简要介绍灭菌制剂、口服制剂和外用制剂三大类常见制剂配制的工艺流程。

一、灭菌制剂

1. 最终灭菌制剂 主要涉及输液剂、注射剂、冲洗剂，配制工艺流程图见图 4-1。

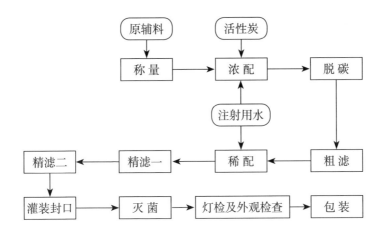

图 4-1 最终灭菌制剂的配制工艺流程图

2. 非最终灭菌制剂　主要涉及粉针剂、注射用冻干制剂、眼用液体制剂，配制工艺流程图分别见图 4-2、图 4-3 和图 4-4。

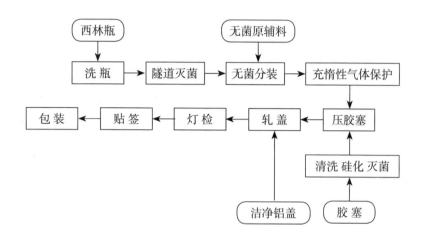

图 4-2　粉针剂的配制工艺流程图

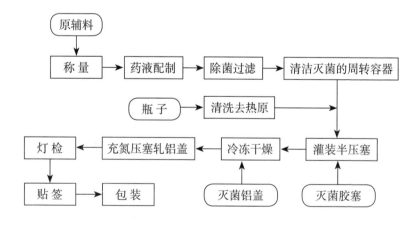

图 4-3　注射用冻干制剂的配制工艺流程图

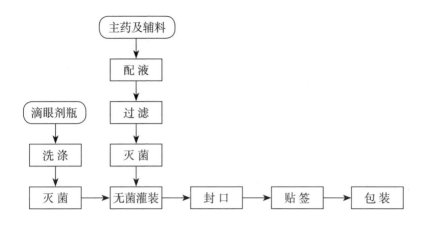

图 4-4　眼用液体制剂的配制工艺流程图

二、口服制剂

1. 片剂　主要制法包括湿法制粒压片法、粉末直接压片法，配制工艺流程见图 4-5 和图 4-6。

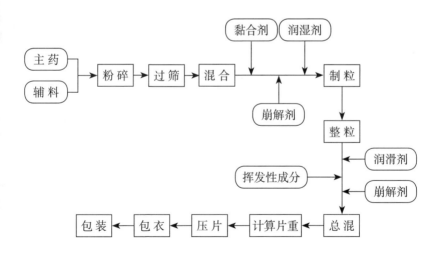

图 4-5　片剂湿法制粒压片法的配制工艺流程图

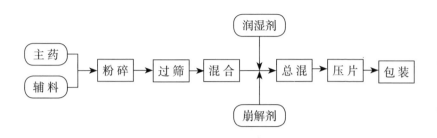

图 4-6 片剂粉末直接压片法的配制工艺流程图

2.胶囊剂 分为硬胶囊剂、软胶囊剂,配制工艺流程见图4-7和图4-8。

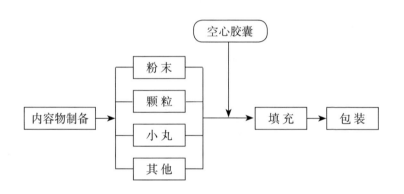

图 4-7 硬胶囊剂的配制工艺流程图

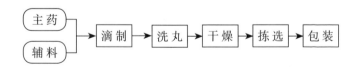

图 4-8 软胶囊剂(滴制)的配制工艺流程图

3. 颗粒剂　通常采取湿法制粒，配制工艺流程见图 4-9。

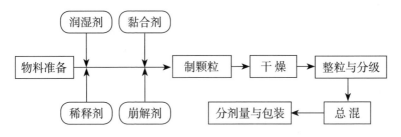

图 4-9　颗粒剂（湿法制粒）的配制工艺流程图

4. 丸剂　主要制法包括塑制法、泛制法，配制工艺流程见图 4-10 和图 4-11。

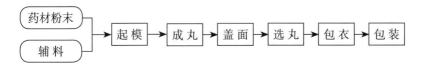

图 4-10　丸剂（塑制法）的配制工艺流程图

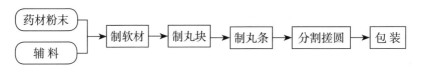

图 4-11　丸剂（泛制法）的配制工艺流程图

5. 散剂　配制工艺流程见图 4-12。

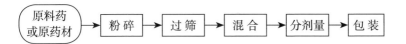

图 4-12　散剂的配制工艺流程图

6. 糖浆剂　通常采用热溶法，配制工艺流程见图 4-13。

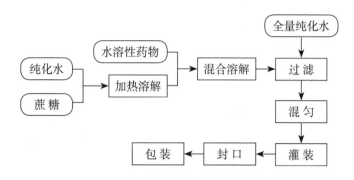

图 4-13　糖浆剂（热溶法）的配制工艺流程图

7. 口服溶液剂　通常采用溶解法，配制工艺流程见图 4-14。

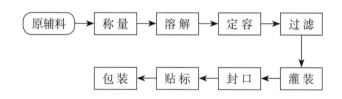

图 4-14　口服溶液剂（溶解法）的配制工艺流程图

8. 口服混悬剂　通常采用分散法，配制工艺流程见图 4-15。

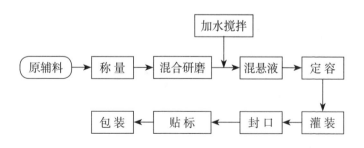

图 4-15　口服混悬剂（分散法）的配制工艺流程图

9. 口服乳剂 通常采用干胶法，配制工艺流程见图 4-16。

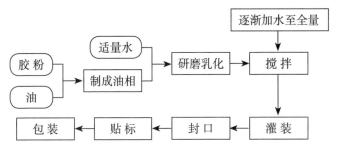

图 4-16 口服乳剂（干胶法）的配制工艺流程图

10. 合剂 配制工艺流程见图 4-17。

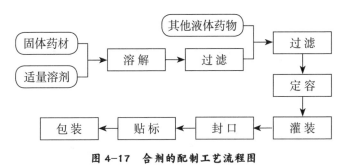

图 4-17 合剂的配制工艺流程图

三、外用制剂

1. 软膏剂 配制工艺流程见图 4-18。

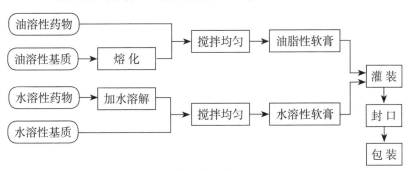

图 4-18 软膏剂的配制工艺流程图

2. 乳膏剂 配制工艺流程见图 4-19。

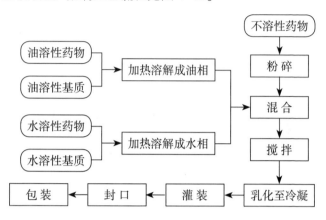

图 4-19 乳膏剂的配制工艺流程图

3. 凝胶剂 以水性凝胶剂为例，配制工艺流程见图 4-20。

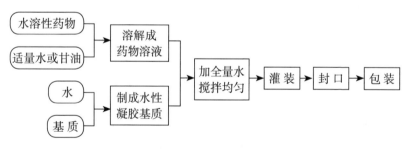

图 4-20 水性凝胶剂的配制工艺流程图

4. 糊剂 以水溶性凝胶糊剂为例，配制工艺流程见图 4-21。

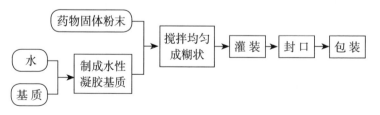

图 4-21 水溶性凝胶糊剂的配制工艺流程图

5. 涂膜剂　配制工艺流程见图 4-22。

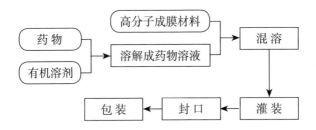

图 4-22　涂膜剂的配制工艺流程图

6. 溶液型洗剂　配制工艺流程见图 4-23。

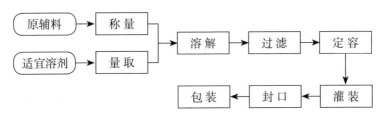

图 4-23　溶液型洗剂的配制工艺流程图

7. 搽剂　以溶液型搽剂为例，其配制工艺流程见图 4-24。

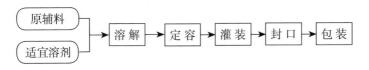

图 4-24　溶液型搽剂的配制工艺流程图

8. 酊剂　配制工艺流程见图 4-25。

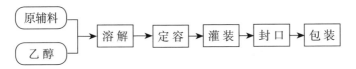

图 4-25　酊剂的配制工艺流程图

9. 贴剂 以复合型经皮给药贴剂为例，配制工艺流程图见图 4-26。

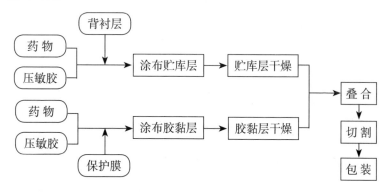

图 4-26 复合型经皮给药贴剂的配制工艺流程图

10. 栓剂 配制工艺流程见图 4-27。

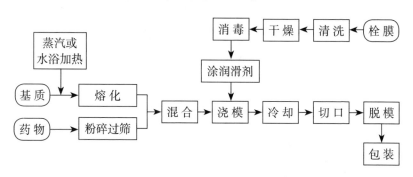

图 4-27 栓剂的配制工艺流程图

11. 灌肠剂 以中药灌肠剂为例，配制工艺流程见图 4-28。

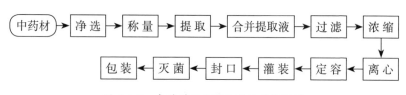

图 4-28 中药灌肠剂的配制工艺流程图

12. 气雾剂　配制工艺流程见图 4-29。

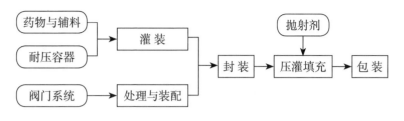

图 4-29　气雾剂的配制工艺流程图

13. 喷雾剂　配制工艺流程见图 4-30。

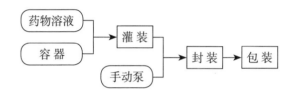

图 4-30　喷雾剂的配制工艺流程图

第三节　中药膏方的制作方法

　　丸、散、膏、丹、酒、露、汤和锭是 8 种采用传统工艺配制的中药剂型，此处的"膏"就是我们通常所讲的膏方。近代著名医家秦伯未在《膏方大全》中对膏方如此诠释："膏方者，盖煎熬药汁成脂液，而所以营养五脏六腑之枯燥虚弱者也，故俗称膏滋药。"《中国药典》将膏方界定为煎膏剂，系指中药饮片用水煎煮，取煎煮液浓缩，加炼蜜或糖（或转化糖）制成的半流体制剂。概括地讲，膏方是在复方汤剂的基础上，以中医药理论为指导，以辨证为基础，根据患者不同体质及临床表现，按照中医"君、臣、佐、使"的配伍原则进行合理组方后，经过药材煎煮、去渣过滤、药液浓缩等工序，再加入适宜辅料收膏而成的一种半流体或半固体膏状的中药制剂。

膏方的制作方法属于传统配制工艺，本节简要介绍膏方制作过程中的配方、浸泡、煎煮、浓缩、收膏、凉膏等6道工序。

一、配方

按照处方将中药饮片、贵细药材和其他辅料等配齐，经过相应的处理后备用。

（一）贵细药材的处理

1. **人参、红参** 另煎，将药材切成薄片，加适量清水，浸泡1~2h，武火煮开后，文火久煎2~3h，共煎2~3次。

2. **冬虫夏草、海龙、海马、鹿茸、枫斗、西红花、肉桂** 将药材除去杂质，切制成小块状，再粉碎成细粉（过五号筛），收膏时加入药膏中同煮0.5h以上。

3. **西洋参、三七、羚羊角、川贝母、珍珠、灵芝孢子粉、蛤蚧、琥珀、青黛** 将药材除去杂质，切制成小块状，再粉碎成细粉（过五号筛），收膏时加入。

（二）胶类的处理

阿胶、鹿角胶、龟甲胶等加适量黄酒浸泡，待软化后，文火加热，不断搅拌，溶化后继续文火加热，搅拌，至成微黏稠状即可。

（三）甜味剂的处理

1. **蜂蜜** 加热至沸后趁热过滤，再加热至出现浅黄色有光泽、均匀翻腾的细气泡，用手捻有黏性，以两手指分开时无白丝出现为度，控制含水量在14%~16%，相对密度1.37左右，呈金黄色。

2. **冰糖、白砂糖** 炼制时须加适量水使之溶化，加热炼制至糖液呈金黄色，有光泽即可。

3. 红糖 因含杂质较多，一般加 2 倍量水加热煮沸后，静置，除去沉淀备用。

4. 饴糖 加热至沸后趁热过滤，炼至相对密度 1.30 左右。

5. 其他甜味剂 如木糖醇、果糖、甜菊苷、糖精、阿斯巴甜、甜蜜素等作为矫味剂，可按一定比例加水或澄清过的药液进行溶解。

（四）其他药材的处理

部分药材需要进行炒、碾碎或碾成泥状等前处理，如核桃、黑芝麻、大枣等。

1. 核桃 先除去杂质，以不含碘的食盐文火炒至表面呈淡褐色，或烘箱烘烤至表面呈淡褐色，出现香气，筛取后放凉，再粉碎成粗粉（过一号筛或二号筛），收膏时加入膏液中同煮 0.5h 左右。

2. 黑芝麻 除去杂质，文火炒至有爆裂声，并有香气逸出，取出放凉，微粉碎成粗粉，收膏时加入膏液中同煮 0.5h 左右。

3. 大枣 煮熟后，再去皮去核碾成泥状。

二、浸泡

膏方一般药味数目众多，少则二三十味，多则四五十味，而且以质地坚实难以浸透的根茎类药材为主。因此，充分的浸泡是确保膏方中各味药材的有效成分充分溶解的前提条件，而且有利于有效成分的充分煎出。通常药材浸泡需要相对较长的时间，但并不是浸泡越久越好，大部分中药中的苷类成分易溶于水，但也容易发生水解，如黄芩在冷水中浸泡后变绿则失效。此外，不同季节应根据气温的变化而适当调整浸泡的时间，一般以 6h 左右为宜，在冬季可适当延长到 12h 左右。浸泡时多以冷水浸泡，水量适量，以完全浸没为度，一般加 8~10 倍量的清水，或加水至高于药面 2~4cm 为佳。

三、煎煮

煎煮工序是保证出膏率的关键。将充分浸泡后的药材加适量的水，加热煮沸，沸腾后转为文火，煎煮 2 次。第一次煎煮 2~3h，压榨取出药液后，再次加水至药面，继续煎煮 1~2h。每次均应压榨取出药液，过 100 目筛网，合并两次的药液并冷藏，静置沉淀 6~8h，取上清液过 200 目筛网，备用。如果加水量或煎煮次数过少，有效成分析出太少，已经溶出的药效成分会被药渣重新吸附，影响膏方的疗效；如果加水量或煎煮次数过多，则容易导致药液变淡，且量增多，影响下一步的浓缩效率，同时导致膏方中出现较多的无效成分，进而影响膏方的质量。

四、浓缩

膏方成品性质不同，浓缩方法亦不同。药液在浓缩过程中随着水分不断减少，药液也越来越稠厚，此时很容易溢出，因此药液渐浓时要注意调整火候，火不宜过猛。

（一）素膏

滤取静置后的上清液，加入单煎、另煎等另处理的药液，加热，将药液中多余的水分蒸发，其过程需不时搅拌，同时应不断调整火候，防止成块、焦化，加热至稠糊状，滴于皮纸，不见水迹，则成素膏。

（二）荤膏

滤取静置后的上清液，除了加入单煎、另煎等另处理的药液外，同时可加入已备好的胶类、糖类辅料，浓缩至稠厚状，此法不仅可以缩短制作时间，减少挥发性成分的流失，而且可以防止因蒸发时间不足而造成药膏腥味、酒味过重，避免影响口感。

五、收膏

收膏是膏方制备的关键过程，可直接影响成品的质量。将浓缩的药液经 100~200 目筛网滤过，以保证浓缩液中不含有杂质，然后用文火慢慢熬制，由专人不断贴锅底搅拌，并注意控制火候，以免浓缩液焦化。不同季节收膏程度亦有差异，冬季可适当稀些，夏季应稠，通常以"挂旗"或"滴水成珠"为收膏标准，在 20℃条件下成膏相对密度一般在 1.25 以上，蜜制的成膏相对密度可达 1.30 以上。对于煎膏所用的阿胶等胶剂，在入膏前必须先打碎，加入黄酒浸泡一夜，另炖溶化。对于细料药和泥状辅料（枣泥、莲子泥等），应事先将细料打粉，再用少量的冷开水搅拌溶解均匀后，兑入成膏膏体中，充分搅拌收膏。此做法可以使细料均匀分散在膏体中，避免细料直接兑入膏体后因不能迅速溶解而呈小块状，尤以川贝母粉、三七粉、灵芝孢子粉等最为明显。此外，泥状辅料与过滤好的浓缩液共同熬制，还可起到杀菌、消毒的作用。

六、凉膏

收膏完成时需要将所收的膏方装入洁净的瓷罐内，瓷罐应事先经清洗、高温消毒及烘干，且烘干到收膏的时间间隔不宜过长，期间瓷罐应放置在干燥、清洁度较高的地方，不宜与水汽接触，否则膏方易霉变，影响膏方的贮藏时间。装入瓷罐的膏方需于洁净的环境中放凉，不能加盖，凉膏间不得有水汽，宜干燥、阴凉。待膏方充分放凉后加盖密闭，放入冷藏柜内贮藏，若膏方未凉透就加盖密闭，则极易发生霉变。

第四节 野外临时制剂的配制方法

在野外保障特殊任务中，常应急配制氯化钠、碳酸氢钠、甘油、黄凡士林、硫酸铜等相关临时制剂。

一、氯化钠相关制剂

药用氯化钠的主要用途有：①用于配制伤口冲洗液。②用于配制口服烧伤饮料。③在口服补液盐耗尽来不及补给时，临时配制口服补液制剂。

氯化钠为原料药，需密封保存，其相关制剂的配制方法如下。

（一）伤口冲洗液

【处方】

氯化钠（药用）	9.0g
纯化水	适量
制成	1000ml

【制法】称取氯化钠9.0g于烧杯中，加入约200ml的纯化水，搅拌使溶解，加纯化水稀释至1000ml，灌装于洁净的药用玻璃瓶中，灭菌，即得可用于冲洗伤口的0.9%氯化钠溶液。

【器具】托盘天平（电子秤）、烧杯、量筒、玻璃棒、药用玻璃瓶（规格：250ml或500ml）、小型消毒灭菌锅。

（二）口服烧伤饮料

【处方】

氯化钠（药用）	3.0g
碳酸氢钠（药用）	1.5g
苯巴比妥钠注射液	0.3g
10%葡萄糖注射液	150ml
纯化水	适量
制成	1000ml

【制法】称取氯化钠 3.0g、碳酸氢钠 1.5g 于烧杯中，加入 10% 葡萄糖注射液 150ml（注：亦可使用原处方中的无水葡萄糖原料），搅拌使其溶解，再加苯巴比妥钠注射液 0.3g（注：亦可使用原处方中的苯巴比妥原料），最后加水稀释至 1000ml，搅匀，即得口服烧伤饮料。

【器具】托盘天平（电子秤）、烧杯、量筒、玻璃棒。

（三）口服补液盐

【处方】

氯化钠（药用）	10.4g
氯化钾注射液	6.0g
碳酸氢钠（药用）	10.0g
10% 葡萄糖注射液	500ml
温水	适量
制成	1000ml

【制法】称取氯化钠 10.4g、氯化钾注射液 6.0g（注：亦可使用原处方中的氯化钾原料）、碳酸氢钠 10.0g 于烧杯中，加入 10% 葡萄糖注射液 500ml（注：亦可使用原处方中的无水葡萄糖原料），搅拌使其溶解，加温水稀释至 1000ml，继续搅拌均匀，即得。

【器具】托盘天平（电子秤）、烧杯、量筒、玻璃棒。

二、甘油相关制剂

药用甘油的主要用途有：①用于配制 5%~10% 甘油保湿水，外用具有吸湿作用，可用于防治冬季皮肤干燥皲裂。②用于配制 50% 甘油溶液，作为润滑性泻药，能润滑并刺激肠壁，软化大便使其易于排出，便秘时可用本制剂灌肠。③用于配制甘油氯化钠口服溶液，具有降低眼压和颅内压作用，可用于青光眼及脑水肿。

甘油为原料药，需密封保存，当性状发生改变时禁止使用，其相关制剂的配制方法如下。

（一）5%~10% 甘油保湿水

【处方】

甘油（药用）	5~10g
纯化水	适量
制成	100g

【制法】称取甘油 5~10g 于烧杯中，加纯化水至总重为 100g，即得 5%~10% 甘油保湿水。

【器具】托盘天平（电子秤）、烧杯、量筒、玻璃棒。

（二）50% 甘油溶液

【处方】

甘油（药用）	500g
纯化水	适量
制成	1000ml

【制法】称取甘油 500g 于烧杯中，加纯化水至 1000ml，搅匀，即得用于保留灌肠的 50% 甘油溶液。

【器具】托盘天平（电子秤）、烧杯、量筒、玻璃棒。

（三）甘油氯化钠口服溶液

【处方】

甘油（药用）	500g
氯化钠（药用）	9g
食用香精	适量
纯化水	适量
制成	1000ml

【制法】称取氯化钠 9g，加纯化水适量使其溶解，再加甘油 500g，随加随搅拌，最后加纯化水至 1000ml，搅匀，分装，即得甘油氯化钠口服溶液。食用香精在本处方中仅作为矫味剂，在野外实际配制过程中可不加。

【器具】托盘天平（电子秤）、烧杯、量筒、玻璃棒。

三、碳酸氢钠相关制剂

药用碳酸氢钠的主要用途有：①用于配制口服烧伤饮料。②用于配制 1% 碳酸氢钠溶液，作为磷或燃烧弹烧伤湿敷液。③用于配制 2% 碳酸氢钠溶液，作为防治皮肤糜烂性毒剂染毒冲洗液。④用于配制 3% 碳酸氢钠溶液，作为促进外伤和烧伤、烫伤创面结痂愈合溶液及真菌性肠炎灌肠液。⑤用于配制 4% 碳酸氢钠溶液，作为皮肤糜烂性毒剂呼吸道中毒早期治疗雾化溶液。⑥用于配制 5% 碳酸氢钠溶液，作为野外蜈蚣咬伤及毒蜂蜇伤伤口冲洗液。⑦用于配制碳酸氢钠滴耳液，作为外耳道耵聍栓塞滴耳液。

碳酸氢钠为原料药，需密闭保存，其相关制剂的配制方法如下。

（一）1%~5% 碳酸氢钠溶液

【处方】

制剂浓度	1%	2%	3%	4%	5%
碳酸氢钠（药用）	10g	20g	30g	40g	50g
纯化水	适量	适量	适量	适量	适量
制成	1000ml	1000ml	1000ml	1000ml	1000ml

【制法】称取相应量的碳酸氢钠，加入适量纯化水，搅拌使溶解，继续加纯化水稀释至 1000ml，即得具有不同用途的 1%~5% 碳酸氢钠溶液。

【器具】托盘天平（电子秤）、烧杯、量筒、玻璃棒。

（二）碳酸氢钠滴耳液

碳酸氢钠（药用）	40g
甘油（药用）	300ml
纯化水	适量
制成	1000ml

【制法】称取碳酸氢钠 40g，溶于适量温的纯化水中（不宜超过 40℃），加入甘油 300ml，搅匀，继续加纯化水稀释至 1000ml，滤过，分装，即得碳酸氢钠滴耳液。

【器具】托盘天平（电子秤）、烧杯、量筒、玻璃棒。

四、黄凡士林相关制剂

药用黄凡士林的主要用途有：①制成薄凡士林纱布块，具有减轻疼痛、保暖和制动作用，可用于处理手部伤创面，覆盖创面并将手指分开，在功能位包扎，防止创面污染和继发性损害，并保持创面润湿，为再上皮化提供适宜的愈合环境。②对皮肤具有保湿作用，直接涂抹可保护腹泻伤病员的肛周皮肤。

黄凡士林为原料药，需置阴凉处密闭保存，其相关制剂黄凡士林纱布块的配制方法如下。

【处方】

黄凡士林（药用）	10g
医用纱布块	10cm × 10cm
制成	**1 片**

【制法】称取黄凡士林 10g，均匀涂抹于医用纱布块上，即得薄凡士林纱布块。

【器具】托盘天平（电子秤）、玻璃棒、医用纱布块。

五、硫酸铜相关制剂

药用硫酸铜的主要用途有：①用于配制 1%~2% 硫酸铜溶液，处理磷弹爆炸产生的磷颗粒，防止磷颗粒自燃导致人体烧伤。②用于配制 0.1% 硫酸铜溶液，作为氧气湿化液。③用于配制 1% 硫酸铜溶液，涂于疮面治疗压疮。

硫酸铜为原料药，需密闭保存，其相关制剂 0.1%~2% 硫酸铜溶液的配制方法如下。

【处方】

制剂浓度	0.1%	1%	2%
硫酸铜（药用）	1g	10g	20g
纯化水	适量	适量	适量
制成	1000ml	1000ml	1000ml

【制法】称取相应量的硫酸铜，加适量纯化水，搅拌使溶解，再加纯化水稀释至1000ml，搅匀，分装，即得0.1%~2%硫酸铜溶液。

【器具】托盘天平（电子秤）、烧杯、量筒、玻璃棒。

随着国家对医疗机构制剂标准的要求提高，促进了制剂质量检验的快速发展。开展质量检验是医院制剂质量保证的重要组成部分，在工作中应当严格依照《中国药典》及其他相关法定标准严密组织实施，以保证所配制的制剂成品质量合格，保障患者的用药安全、有效。

第一节　医院制剂质量检验的主要项目

本节区分灭菌制剂、口服制剂、外用制剂三大类，简要介绍其常用剂型质量检验的主要项目。

一、灭菌制剂

（一）最终灭菌制剂

1. 输液剂、注射剂　质量控制的主要项目包括：①含量测定。②pH值。③重金属。④渗透压摩尔浓度。⑤可见异物。⑥中药注射剂应检查有关物质及有害元素残留量。⑦无菌检查。⑧细菌内毒素或热原检查。⑨不溶性微粒。⑩装量。

2. 冲洗剂　质量控制的主要项目包括：①含量测定。②pH值。③无菌检查。④细菌内毒素或热原检查。⑤装量。

（二）非最终灭菌制剂

1. 粉针剂、冻干制剂 质量控制的主要项目包括：①含量测定。② pH 值。③干燥失重或水分测定。④含量均匀度，凡检查含量均匀度的制剂，一般不检查装量差异。⑤可见异物。⑥不溶性微粒。⑦无菌检查。⑧细菌内毒素或热原检查。⑨其他检查，溶液的澄清度与颜色、有关物质检查等。

2. 眼用制剂 质量控制的主要项目包括：①含量测定。② pH 值。③渗透压摩尔浓度。④可见异物。⑤粒度及沉降体积比，混悬型滴眼剂需检查。⑥金属性异物，眼用半固体制剂需检查。⑦无菌检查。⑧其他检查，装量差异。

二、口服制剂

1. 片剂 质量控制的主要项目包括：①含量测定。②含量均匀度。③溶出度。④重量差异。⑤崩解时限，凡规定检查溶出度、释放度的片剂，一般不再进行崩解时限检查。⑥发泡量，阴道泡腾片需检查。⑦分散均匀性。⑧微生物限度。⑨其他检查，有关物质。

2. 胶囊剂 质量控制的主要项目包括：①含量测定。②溶出度。③水分。④装量差异。⑤崩解时限，凡规定检查溶出度、释放度的胶囊剂，一般不再进行崩解时限检查。⑥微生物限度。⑦其他检查，有关物质。

3. 颗粒剂 质量控制的主要项目包括：①含量测定。②干燥失重及水分。③溶化性。④装量差异，单剂量包装颗粒需检查。⑤装量，多剂量包装颗粒需检查。⑥粒度。⑦微生物限度。⑧其他检查，酸度（如乙酰半胱氨酸颗粒）、有关物质等。

4. 丸剂 质量控制的主要项目包括：①含量测定。②水分。

③溶散时限。④重量差异,滴丸剂需检查。⑤装量差异,除糖丸外,单剂量包装丸剂需检查。⑥装量,以重量标示的多剂量包装丸剂需检查。⑦微生物限度。

5. 散剂 质量控制的主要项目包括:①含量测定。②粒度,化学药局部用散剂、用于烧伤或严重创伤的中药局部用散剂及儿科用散剂需检查。③外观均匀度。④水分,中药散剂需检查。⑤干燥失重,化学药和生物制品散剂需检查。⑥装量差异,单剂量包装散剂需检查。⑦装量,多剂量包装散剂需检查。⑧无菌检查,用于Ⅱ°以上烧伤、严重创伤或临床必需无菌的局部用散剂需检查。⑨微生物限度。

6. 糖浆剂 质量控制的主要项目包括:①含量测定。②pH值。③相对密度。④微生物限度。⑤装量。

7. 口服溶液剂、口服混悬剂、口服乳剂 质量控制的主要项目包括:①含量测定。②pH值。③相对密度。④装量。⑤装量差异,单剂量包装的干混悬剂需检查。⑥干燥失重,口服干混悬剂需检查。⑦沉降体积比,口服混悬剂需检查。⑧微生物限度。

8. 合剂 质量控制的主要项目包括:①含量测定。②相对密度。③pH值。④装量。⑤微生物限度。

三、外用制剂

1. 耳用制剂 质量控制的主要项目包括:①含量测定。②pH值。③沉降体积比,混悬型滴耳剂需检查。④重(装)量差异,单剂量给药的耳用制剂需检查,凡规定检查含量均匀度的耳用制剂,一般不再进行该项检查。⑤装量,多剂量耳用制剂需检查。⑥无菌,用于手术、耳部伤口或耳膜穿孔的滴耳剂与洗耳剂需检查。⑦微生物限度。⑧其他检查,颜色、吸光度、有关物质等。

2. 鼻用制剂 质量控制的主要项目包括：①含量测定。②pH值。③渗透压摩尔浓度。④沉降体积比，混悬型滴鼻剂需检查。⑤递送剂量均一性，定量鼻用气雾剂、混悬型和乳液型定量鼻用喷雾剂及多剂量储库型鼻用粉雾剂需检查。⑥装量差异，单剂量包装的鼻用固体制剂或半固体制剂需检查，凡规定检查含量均匀度的鼻用制剂，一般不再进行该项检查。⑦装量。⑧无菌，用于手术、创伤或临床必需无菌的鼻用制剂需检查。⑨微生物限度。⑩其他检查，颜色、有关物质等。

3. 软膏、乳膏剂 质量控制的主要项目包括：①含量测定。②粒度，除另有规定外，混悬型软膏剂、含饮片细粉的软膏需检查。③无菌检查，用于烧伤（除Ⅰ°或浅Ⅱ°外）或严重创伤的软膏剂与乳膏剂需检查。④微生物限度。⑤其他检查，如装量等。

4. 凝胶剂 质量控制的主要项目包括：①含量测定。②pH值。③粒度，混悬型凝胶剂需检查。④无菌检查，用于烧伤（除Ⅰ°或浅Ⅱ°外）或严重创伤的凝胶剂需检查。⑤微生物限度。⑥其他检查，装量、有关物质检查等。

5. 糊剂 质量控制的主要项目包括：①含量测定。②微生物限度。③装量。

6. 涂膜剂 质量控制的主要项目包括：①含量测定。②无菌检查，用于烧伤（除Ⅰ°或浅Ⅱ°外）或严重创伤的涂膜剂需检查。③微生物限度。④乙醇量检查，主要针对中药制剂。⑤装量。

7. 洗剂 质量控制的主要项目包括：①含量测定。②微生物限度。③pH值及乙醇量检查，以水或稀乙醇为溶剂的洗剂需检查。

8. 搽剂 质量控制的主要项目包括：①含量测定。②pH值。③微生物限度。④乙醇量，中药制剂中成分用乙醇提取的需检查。

⑤其他检查，装量检查等。

9. 酊剂 质量控制的主要项目包括：①含量测定。②乙醇量及甲醇量检查。③装量。④微生物限度。

10. 贴剂 质量控制的主要项目包括：①含量测定。②含量均匀度。③释放度。④微生物限度。

11. 栓剂 质量控制的主要项目包括：①含量测定。②融变时限。③酸度。④重量差异。⑤微生物限度。⑥其他检查，有关物质等。

12. 灌肠剂 质量控制的主要项目包括：①含量测定。②装量。③微生物限度。

13. 气雾剂 质量控制的主要项目包括：①含量测定。②微细粒子剂量。③泄漏率。④递送剂量均一性。⑤喷出总量及喷射速率。⑥每瓶总揿次、每揿喷量及每揿主药含量。⑦粒度，中药吸入用混悬型气雾剂若不进行微细粒子剂量测定，应做粒度检查。⑧无菌，用于Ⅱ°以上烧伤、严重创伤或临床必需无菌的气雾剂。⑨微生物限度。⑩其他检查，装量、有关物质等。

14. 喷雾剂 质量控制的主要项目包括：①含量测定。②微细粒子剂量。③递送剂量均一性。④每瓶总揿次、每揿喷量及每揿主药含量。⑤装量差异，单剂量喷雾剂，凡规定检查递送剂量均一性的单剂量喷雾剂，一般不再进行该项检查。⑥装置。⑦无菌，用于Ⅱ°以上烧伤、严重创伤或临床必需无菌的喷雾剂。⑧微生物限度。

15. 粉雾剂 质量控制的主要项目包括：①含量测定。②含量均匀度。③干燥失重。④微细粒子剂量。⑤递送剂量均一性。⑥多剂量吸入粉雾剂总吸次。⑦微生物限度。

第二节　医院制剂质量检验的常用仪器设备

制剂质量检验的常用仪器设备依据功能用途可分为通用仪器设备、理化分析仪器、光谱分析仪器、色谱分析仪器、生化分析仪器等五大类。

一、通用仪器设备

常用的通用仪器主要有天平衡器、移液器、冷藏设备、加热恒温设备、干燥设备、培养箱、清洗器、搅拌器、纯化装置等。

1. 天平衡器　主要用于精密称量试剂、供试品、对照品等物质，常用的有托盘天平、电子天平、分析天平等。

2. 移液器　主要用于精密量取液体，常用的有移液管、微量取液器、量筒、刻度试管和烧杯等。

3. 冷藏设备　主要用于存储需要冷藏保存的检测样品、试剂、生物菌株等，常用的有冷藏箱、低温冰箱、超低温冰箱和药品阴凉柜等。

4. 加热恒温设备　主要用于需要加热或恒温处理的检测样品等，常用的有电炉、马弗炉、水浴箱、夹层锅等。

5. 干燥设备　主要用于干燥灭菌实验室常用器具器皿、玻璃仪器和供试品等，常用的有鼓风干燥箱、真空干燥箱、热风循环干燥箱、微波干燥箱、红外干燥箱等。

6. 灭菌仪器　主要用于消毒灭菌实验室内物品、器具、器皿和培养基等，常用的有干热灭菌箱、高压灭菌器、紫外消毒装置、化学消毒器（如臭氧消毒机、环氧乙烷灭菌器、过氧化氢灭菌器、戊二醛灭菌器）等。

7. 培养箱　主要用于为微生物的生长提供一个适宜环境，

常用的有二氧化碳培养箱、隔水式恒温培养箱、恒温恒湿培养箱、生化培养箱、厌氧菌培养箱、霉菌培养箱等。

8. 摇床　主要用于液体培养基培养细菌时在特定温度下振荡，常用的有恒温培养摇床、振荡摇床、脱色摇床、翻转式摇床等。

9. 清洗器　主要用于清洗器具器皿和对供试液进行超声、均质、除气泡等处置，常用的有医用超声波清洗器、清洗槽等。

10. 搅拌器　主要用于供试液的制备或标准溶液制备时的搅拌均质，常用的有磁力搅拌器、旋涡混合器、高速匀浆器、快速混匀器等。

11. 纯化装置　主要用于浓缩或纯化所需的化合物和样品等，常用的有萃取仪、旋转蒸发仪、氮吹仪等。

12. 过滤离心装置　主要用于分离悬浮液或乳浊液中不同密度、不同颗粒大小的物质，常用的有过滤器、超滤系统、隔膜泵、真空泵、微量离心机、大容量离心机、冷冻离心机等。

13. 纯水装置　主要用于制备纯水供配制试剂和培养基使用，常用的有蒸馏水器、纯水机等。

14. 材料实验机　主要用于检测软袋输液制剂的包材质控指标。

15. 通风装置　主要用于常规实验操作时消除挥发的有机溶剂或有害气体，以保护操作人员免受伤害，常用的有通风柜、万向抽风罩等。

16. 生物安全柜　主要用于实验操作时防止有害悬浮微粒、气溶胶的扩散，生物安全柜通常由空气过滤系统、外排风箱系统和光源等组成。

17. 超净工作台　主要用于提供无尘无菌的高洁净工作环境，常用的有水平层流台、垂直层流洁净工作台等。

18. 无菌检验隔离器　主要用于提供良好的检测环境，避免对无菌检查试验结果造成干扰，通常由灭菌实验舱、传递舱和灭菌器等组成。

19. 液氮冷却系统 主要用于快速冷冻保存生物样品（如动植物组织）及微生物菌种。

20. 匀浆机 主要用于微生物样本检测时均匀研磨动植物组织，常用的有组织捣碎匀浆机、固体样品粉碎机等。

21. 显微镜 主要用于观察微生物和微小物品的结构、形态等，常用的有普通显微镜、倒置显微镜、生物显微镜等。

22. 洁净区环境检测仪器 主要用于检测洁净区环境状况，常用的有压差计、风量仪、风速仪、分贝仪、温湿度计、照度计等。

23. 洁净区卫生学检测仪器 主要用于检测洁净区卫生学状况，常用的有浮游菌采样器、尘埃粒子测定仪等。

24. 压缩空气检测仪 主要用于检测洁净区内所用压缩空气的质量情况。

25. 臭氧浓度检测仪 主要用于检测洁净区内进行臭氧消毒时的浓度。

26. 滤芯完整性测试仪 主要用于检测除菌过滤工艺中滤芯及滤器的完整性，常用的有起泡点测试、水侵入法和扩散流测试等方法。

二、理化分析仪器

常用的理化分析仪器主要有电导率测定仪、总有机碳分析仪、酸度计、滴定仪、电泳仪、不溶性微粒仪、渗透压测定仪等。

1. 电导率测定仪 主要用于检测制药用水的电导率，以控制其质量符合《中国药典》标准。

2. 总有机碳分析仪 主要用于检测制药用水的总有机碳含量，以控制其质量符合《中国药典》标准。

3. **浊度计** 主要用于检测水体的混浊程度，常用的有散射光式、透射光式、透射散射光式和在线浊度分析仪等。

4. **酸度计** 主要用于检测供试液或试剂的酸碱度以及滴定后的酸碱度。

5. **滴定仪** 主要用于根据电位变化指示滴定终点的滴定，常用的有电动电位滴定仪、永停滴定仪等。

6. **电泳仪** 主要用于分子生物学研究，对不同物质进行定性或定量分析，或将一定混合物进行组分分析或单个组分提取制备，电泳仪通常由电源、电泳槽、检测单元等部件组成。

7. **澄明度检测仪** 主要用于检测各类针剂、大输液和瓶装注射剂的澄明度，澄明度检测仪通常由可调专用荧光灯管、电子照度计和背景板等部件组成。

8. **不溶性微粒仪** 主要用于检测注射用水、注射用无菌制剂、液体眼用制剂等液体制剂中的不溶性微粒。

9. **渗透压测定仪** 主要用于检测注射剂等液体剂型的渗透压摩尔浓度，常用的有全自动冰点渗透压计、冰点渗透压测定仪、胶体渗透压测定仪等。

10. **粒度分析仪** 主要用于检测药物中的粒子大小和粒度分布情况，粒度分析仪通常由激光粒度分析仪、计算机工作站等部件组成。

11. **黏度计** 主要用于测量流体的黏度，常用的有毛细管黏度计、旋转黏度计、落球黏度计等。

12. **密度计** 主要用于测量液体的密度，如测量乙醇浓度和中药提取物的相对密度等。

13. **筛分仪** 主要用于筛分各种原料药，如筛分抗生素、维生素、中药提取液和中药粉等。

14. 水分测定仪　主要用于测量药物中的含水量，常用的卤素水分测定仪、红外水分测定仪、卡尔费休水分测定仪等。

15. 熔点仪　主要用于检测药物、试剂及其他有机结晶物的熔点。

16. 差热（热重）分析仪　主要用于检测物质的温度－质量变化关系。

17. 总迁移量及不挥发物测定仪　主要用于检测多种材料和制品在特定浸泡液中浸泡后的溶出量。

18. 脆碎度仪　主要用于检测非包衣片的脆碎度及机械稳定性、抗磨性、耐滚轧、碰撞性等物理性能。

19. 硬度测试仪　主要用于检测对片剂进行挤压直至破碎时所承受的最大压力值。

20. 崩解仪　主要用于检测片剂、丸剂等固体制剂在规定条件下的崩解时限。

21. 溶出度仪　主要用于检测药物从片剂、胶囊剂等固体制剂在规定溶剂中溶出的速度和程度。

22. 融变时限测定仪　主要用于考察栓剂或阴道片等固体制剂在规定条件下的融化、软化或溶散情况。

23. 锥入度测定仪　主要用于测定软膏剂和眼膏剂的黏稠度。

24. 黏附力测试仪　主要用于检测贴膏剂的黏附力。

25. 透皮扩散仪　主要用于检测透皮吸收制剂的药物释放情况，常用的有水平和垂直透皮扩散仪。

26. 药用撞击器　主要用于对压力定量气雾吸入器（pMDI）、干粉吸入器（DPI）给药装置雾化器和鼻腔喷雾剂的气溶胶粒子进行粒度分类，以提供高精度数据并提高生产效率。

27. 药品稳定性试验箱　主要用于开展药物稳定性实验。

三、光谱分析仪器

常用的光谱分析仪器主要有紫外分析仪、紫外可见分光光度计、红外分光光度计、荧光分光光度计、原子吸收分光光度计等。

1. 紫外分析仪 主要用于观察样品薄层色谱检测时的紫外荧光，常用的有三用紫外分析仪、暗箱式紫外分析仪、可照相紫外分析仪。

2. 紫外可见分光光度计 主要用于定性和定量鉴别检测样品或制剂的有效成分，通常由光源、单色器、吸收池、检测器和信号处理器等部件组成。

3. 红外分光光度计 主要用于定性和定量分析样品，通常由光源、样品室、干涉仪、检测器、A/D变换器、脉冲信号发生器、傅立叶变换、数据处理和显示记录仪等部件组成。

4. 荧光分光光度计 主要用于分析和检测各种类微生物、氨基酸、蛋白质、核酸及相关药物制剂，通常由光源、激发单色器、发射单色器、样品室、检测器等部件组成。

5. 原子荧光分光光度计 主要用于定性和定量分析样品，通常由光源、蒸汽发生系统、原水化系统、检测系统等部件组成。

6. 原子吸收分光光度计 主要用于定性和定量检测重金属或其他原子成分，通常由光源、试样原子化器、单色仪和数据处理系统等部件组成。

7. 火焰光度计 主要用于定量分析样品，通常由气体和火焰燃烧部分、光学部分、光电转换器和检测记录仪等部件组成。

8. 拉曼光谱仪 主要用于定性和定量分析固体、液体、气体、有机物、高分子等样品，通常由激光光源、样品装置、滤光器、单色器和检测器等部件组成。

9. 旋光仪 主要用于通过检测样品的旋光度以分析其浓度、纯度、含糖量等，通常由光源、毛玻璃、聚光镜和滤色镜等部件组成。

四、色谱分析仪器

常用的色谱分析仪器主要有薄层扫描仪、气相色谱仪、液相色谱仪、质谱分析仪等。

1. 薄层扫描仪 主要用于对薄层板上的斑点进行原位扫描，快速、准确地对样品进行定性和定量分析，通常由光学系统、薄层扫描台、讯号放大单元、记录器和积分仪等部件组成。

2. 气相色谱仪 主要用于分析样品的成分，通常由气路系统、进样系统、分离系统（色谱柱系统）、检测及温控系统和记录系统等部件组成。

3. 液相色谱仪 主要用于鉴别样品的成分及检测有效成分的含量，通常由高压输液泵、进样系统、温度控制系统、色谱柱、检测器和信号记录系统等部件组成。

4. 质谱分析仪 主要用于分离和检测不同同位素通常由进样系统、离子源、质量分析器、离子检测器、真空系统和数据处理系统等部件组成，常用的有电感耦合离子质谱仪、飞行时间质谱仪、气相色谱-质谱联用仪、液相色谱-质谱联用仪。

五、生化分析仪器

常用的生化分析仪器主要有内毒素测定仪、集菌仪、红外接种环灭菌器、微生物检验系统、细菌鉴定仪、酶标仪、氮/蛋白质测定仪等。

1. 内毒素测定仪 主要用于定性和定量检测细菌内毒素，通常采取鲎试剂法。

2. **集菌仪** 主要用于检测注射用无菌制剂的"无菌"项。

3. **红外接种环灭菌器** 主要用于微生物限度检查时，对接种环进行红外灭菌。

4. **微生物检验系统** 主要用于培养和监测微生物，常用的有菌落计数器、抑菌圈测定仪、细胞计数仪等。

5. **细菌鉴定仪** 主要用于鉴别检定微生物的具体种类。

6. **酶标仪** 主要用于定量分析样品中的 DNA、RNA 及蛋白。

7. **氮/蛋白质测定仪** 主要用于检测样品中蛋白质的含量。

8. **氨基酸分析仪** 主要用于分析蛋白质水解液及各种游离氨基酸的组分含量，常用的有蛋白水解分析系统和游离氨基酸分析系统。

第三节 医院制剂质量检验的方法与技术

医院制剂质量检验包括理化检查和微生物检查，其涉及的方法多、技术广，本节仅作简要概述。

一、理化检查

理化检查主要针对制剂质量标准中的性状、鉴别、检查、含量测定等项目：①性状项是对制剂的色泽和外表感观的规定，在一定程度上反映制剂的质量特性。②鉴别项是针对制剂某些物理、化学或生物学特性所进行的成分鉴别试验，其中中药制剂鉴别主要包括显微鉴别、理化鉴别方法，而化学制剂鉴别主要采用理化鉴别方法。③检查项是对制剂的安全性、有效性、均一性和纯度等制备工艺要求的控制项目、试验方法和限度要求。④含量测定项是指采用规定的试验方法测定制剂中有效成分的含量。

理化检查方法可分为定性分析和定量分析 2 类。其中，定性分析操作相对简单，通常采用一般鉴别试验法；定量分析操作较为复杂，通常采用称量分析法、化学分析法和仪器分析法。

（一）一般鉴别试验

一般鉴别试验的原理是借助物理方法或者通过特定的化学反应，判断制剂产品中是否含有某一离子或官能团，进而定性该制剂是否含有处方中的某种组分，如钠盐、钾盐、钙盐、铁盐、托烷生物碱类等。例如，鉴别中药制剂柏石水调散，因药材黄柏中含草酸钙方晶，可采用显微镜进行观察定性，也可通过钙盐与硫酸盐的化学反应来鉴别定性。

（二）称量分析法

称量分析法是指通过称量操作，测定制剂产品中待测组分的质量，以确定其含量的一种分析方法。由于操作繁琐、耗时长，目前此法较为少用。

（三）化学分析法

化学分析法可用于测定制剂产品中含量在 1% 以上的组分的含量，其中滴定分析最为常用。滴定分析法的原理是通过滴定操作，根据所需滴定剂的体积和浓度，计算并确定制剂产品中待测组分的含量。目前，常用的有酸碱滴定法、络合滴定法、氧化还原滴定法、沉淀滴定法等 4 种方法。

1. 酸碱滴定法 该法是指利用酸碱反应的一种滴定分析方法。以水杨酸滴耳液为例，采用酚酞作为指示剂，0.1mol/L 的氢氧化钠溶液作为滴定液，可测定该制剂中水杨酸的含量。

2. 络合滴定法 该法是指利用络合物形成及解离反应的一种滴定分析方法。以硫酸镁口服溶液为例，利用铬黑 T 作为指示剂，0.05mol/L 乙二胺四乙酸二钠溶液作为滴定液，可测定该制剂中硫酸镁的含量。

3. 氧化还原滴定法　该法是指利用氧化还原反应的一种滴定分析方法。以甘油氯化钠口服溶液为例，采用可溶性淀粉作为指示剂，0.1mol/L 硫代硫酸钠溶液作为滴定液，可测定该制剂中甘油的含量。

4. 沉淀滴定法　该法是指利用沉淀的产生和消失反应的一种滴定分析方法。以氯化钾口服溶液为例，采用硝酸银溶液作为滴定液，可测定该制剂中氯化钾的含量。

（四）仪器分析法

仪器分析法操作快速、简便、灵敏度高，应用最为广泛，尤其适用于中药制剂中复杂成分的分析。目前，常用的仪器分析方法有光谱法、色谱法 2 类。

1. 光谱法　常用的有紫外-可见分光光度法、红外分光光度法、旋光度测定法、原子吸收分光光度法和质谱法。

（1）紫外-可见分光光度法：该法也称为紫外可见（吸收）光谱法，是在 190~800nm 波长范围内测定物质的吸光度，可用于制剂产品的鉴别、杂质检查和含量测定。如复方呋喃西林滴鼻液中呋喃西林的含量测定。

（2）红外分光光度法：除部分光学异构体及长链烷烃同系物外，几乎没有两个化合物具有相同的红外光谱，因此该法可用于某些制剂产品的鉴别、检查或含量测定。如盐酸普鲁卡因注射液中盐酸普鲁卡因的鉴别，二甲硅油的含量测定。

（3）旋光度测定法：在一定条件下，药物的旋光度与浓度呈线性关系，因此可利用该原理测定制剂产品中某种组分的含量。如复方呋喃西林滴鼻液中盐酸麻黄碱的含量测定，葡萄糖注射液中葡萄糖的含量测定。

（4）原子吸收分光光度法：《中国药典》已将该法收载为

药物中元素测定的主流方法。如乳酸钠林格注射液中氯化钾、氯化钠、氯化钙的含量测定。

（5）质谱法：该法主要用于制剂有效成分、杂质或非法添加物的鉴别和结构鉴定，有毒有害物质的限量检查以及非法添加物、复杂样本中低浓度的组分定量测定。

2. 色谱法　常用的有薄层色谱法、高效液相色谱法和气相色谱法。

（1）薄层色谱法：该法主要用于制剂的鉴别，如果制剂供试品色谱中，在与对照药材或对照品色谱相应的位置上，显相同颜色的斑点，则判定为合格。如鉴定中药制剂栀红酊中的红花和栀子药材，复方茵陈颗粒中的茵陈、黄芩、大黄、甘草药材。

（2）高效液相色谱法：该法是药物分析与制剂检验的主流分析方法，主要用于制剂的鉴别、杂质控制及含量测定等。如测定中药制剂五味子酊中五味子醇甲的含量，化学制剂盐酸麻黄碱滴鼻液中盐酸麻黄碱的含量。

（3）气相色谱法：该法具有分离效率高、分析速度快、样品用量少、检测灵敏度高等优点，适用于分析制剂中的挥发性物质。如薄荷水中薄荷素油的含量测定，碘酊中乙醇的含量测定。

二、微生物检查

微生物检查主要针对制剂质量标准中的检查项，包括细菌内毒素和无菌检查等。新版《中国药典》对制剂安全性控制要求有大幅提升，绝大多数品种增加了对细菌内毒素、无菌或微生物限度的检查。

（一）无菌检查

无菌检查适用于判定无菌制剂产品是否达到无菌的质量标

准，其方法主要包括薄膜过滤法和直接接种法。其中，薄膜过滤法为常用方法，适用于大容量或含有抗菌作用的高风险品种制剂，如 0.9% 氯化钠注射液（100ml、250ml、500ml）、甲硝唑氯化钠注射液等；直接接种法适用于小容量高风险品种制剂，如氯化钾注射液（10ml）。

通常需要进行无菌检查的制剂主要包括：①注射剂，包括注射液、注射用无菌粉末、注射用浓溶液以及用于肌内、皮下和静脉的各种注射剂。②植入剂，指将药物与辅料制成供植入或包埋于体内的无菌固体制剂，如免疫药物、抗肿瘤药物及避孕药等要求无菌的制剂。③冲洗剂，即用于冲洗开放性伤口或腔体的冲洗剂，如呋喃西林冲洗剂、醋酸氯己定冲洗剂、碳酸氢钠冲洗剂、硫酸镁冲洗剂等。④烧伤、烫伤外用制剂，包括乳膏剂、软膏剂、散剂、凝胶剂、喷雾剂、气雾剂等。⑤止血剂，即用于止血并可被组织吸收的制剂，如凝血酶、明胶发泡剂等。⑥眼用制剂，分滴眼剂、眼膏剂 2 类，如氯霉素滴眼液、盐酸环胞苷眼膏等。⑦耳用制剂，即用于手术、耳部伤口或耳膜穿孔的洗耳剂或滴耳剂。⑧鼻用制剂，即用于手术或创伤的鼻用制剂。⑨其他要求无菌的制剂。

（二）微生物限度检查

1. 微生物计数检查 微生物计数检查包括需氧菌总数、霉菌总数和酵母菌总数的检查，是检查非无菌制剂产品及原、辅料等是否符合相应的微生物限度标准的一种方法。微生物计数检查的方法主要包括平皿法、薄膜过滤法和最可能数法（Most-Probable-Number Method，MPN）。其中，平皿法和薄膜过滤法为常用方法，平皿法包括倾注法和涂布法，薄膜过滤法则适用于含有抗菌作用成分的制剂，如稀甲醛溶液、水杨酸搽剂等。MPN

法的精密度和准确度不及前两种方法，仅在供试品需氧菌总数没有适宜计数方法的情况下使用，且不适用于真菌计数。在质量检验中，需要进行微生物计数检查的制剂主要包括：中药丸剂，含豆豉、神曲及中药原粉、动物组织的各种口服制剂，部分特殊部位使用的片剂，以及口服液体制剂、酊剂、散剂、栓剂、软膏剂、膜剂、鼻用制剂、洗剂、灌肠剂等。

2. 控制菌检查 控制菌检查是适用于检查非无菌制剂产品及原、辅料等是否符合相应的微生物限度标准的一种方法。控制菌是指针对某一类剂型而言的特定指示性微生物，主要包括大肠埃希菌、沙门菌、金黄色葡萄球菌、耐胆盐革兰阴性菌、梭菌和白色念珠菌等。不同剂型的制剂需要检查的控制菌也有所不同，见表 5-1、表 5-2 和表 5-3。

**表 5-1 非无菌化学药品制剂、生物制品制剂、
不含药材原粉的中药制剂的控制菌**

给药途径	控制菌
口服给药制剂（固体制剂、液体制剂）	不得检出大肠埃希菌（1g 或 1ml）；含脏器提取物的制剂还不得检出沙门菌（10g 或 10ml）
口腔黏膜给药制剂 齿龈给药制剂 鼻用制剂	不得检出大肠埃希菌、金黄色葡萄球菌、铜绿假单胞菌（1g、1ml 或 10cm²）
耳用制剂 皮肤给药制剂	不得检出金黄色葡萄球菌、铜绿假单胞菌（1g、1ml 或 10cm²）
呼吸道吸入给药制剂	不得检出大肠埃希菌、金黄色葡萄球菌、铜绿假单胞菌、耐胆盐革兰阴性菌（1g、1ml 或 10cm²）

续表

给药途径	控制菌
阴道、尿道给药制剂	不得检出金黄色葡萄球菌、铜绿假单胞菌、白色念珠菌（1g、1ml 或 10cm²）；中药制剂还不得检出梭菌（1g、1ml 或 10cm²）
直肠给药（固体制剂、液体制剂）	不得检出金黄色葡萄球菌、铜绿假单胞菌（1g 或 1ml）
其他局部给药制剂	不得检出金黄色葡萄球菌、铜绿假单胞菌（1g、1ml 或 10cm²）

注：化学药品制剂和生物制品制剂若含有未经提取的动植物来源的成分及矿物质，还不得检出沙门菌（10g 或 10ml）。

表5-2　非无菌含药材原粉的中药制剂的控制菌

给药途径	控制菌
固体口服给药制剂 含或不含豆豉、神曲等发酵原粉	不得检出大肠埃希菌（1g）；不得检出沙门菌（10g）；耐胆盐革兰阴性菌 10^2cfu（1g）
液体口服给药制剂 含或不含豆豉、神曲等发酵原粉	不得检出大肠埃希菌（1g）；不得检出沙门菌（10g）；耐胆盐革兰阴性菌 10^1cfu（1ml）
固体局部给药制剂 用于表皮或黏膜	不得检出金黄色葡萄球菌、铜绿假单胞菌（1g 或 10cm²）；阴道、尿道给药制剂还不得检出白色念珠菌、梭菌（1g 或 10cm²）
液体局部给药制剂 用于表皮或黏膜	不得检出金黄色葡萄球菌、铜绿假单胞菌（1ml）；阴道、尿道给药制剂还不得检出白色念珠菌、梭菌（1ml）

表 5-3 非无菌药用原料与辅料、中药提取物及中药饮片的控制菌

类　别	控制菌
药用原料与辅料	未做统一规定
中药提取物	未做统一规定
研粉口服用贵细饮片、直接口服及泡服饮片	不得检出沙门菌（10g）；耐胆盐革兰阴性菌 10^4cfu（1g）

（三）细菌内毒素检查

细菌内毒素检查法是利用鲎试剂来检测或量化由革兰阴性菌产生的细菌内毒素，以判断制剂相关供试品中细菌内毒素的限量是否符合规定的一种方法。通常采用凝胶法和光度测定法，后者又可分为浊度法和显色基质法。

1. 凝胶法 该法是通过鲎试剂与内毒素产生凝集反应的原理，进行限度检测或半定量检测内毒素的方法。

2. 光度测定法 常用的有浊度法和显色基质法。

（1）浊度法：该法是利用检测鲎试剂与内毒素反应过程中的浊度变化，以测定内毒素含量的方法。根据检测原理，浊度法分为终点浊度法和动态浊度法2种方法。其中，终点浊度法是依据反应混合物中的内毒素浓度和其在孵育终止时的浊度（吸光度或透光率）之间存在的量化关系来测定内毒素含量；动态浊度法则是检测反应混合物的浊度到达某一预先设定的吸光度或透光率所需要的反应时间，或是检测浊度增加的速度。

（2）显色基质法：该法是利用检测鲎试剂与内毒素反应过程中产生的凝固酶使特定底物释放出呈色团的多少，以测定内毒素含量的方法。根据检测原理，显色基质法分为终点显色法和动态显色法2种方法。其中，终点显色法是依据反应混合物中内毒素浓度和其在孵育终止时释放出的呈色团的量之间存在的量化关系来测定内毒素含量；动态显色法则是检测反应混合物的吸光度或透光率达到某一预先设定的检测值所需要的反应时间，或检测值增加的速度。

（四）抑菌效力检查法

抑菌剂是指抑制微生物生长的化学物质，有时也称防腐剂。抑菌效力检查法是用于测定无菌及非无菌制剂的抑菌活性，用于指导医疗机构在研发阶段确定制剂中添加抑菌剂的浓度。抑菌效力测定用菌种主要包括金黄色葡萄球菌、铜绿假单胞菌、大肠埃希菌、白色念珠菌、黑曲霉。必要时，制剂中常见的污染微生物也可作为试验菌株。

（五）微生物鉴定

微生物鉴定是指借助现有的分类系统，通过对未知微生物的特征测定，对其进行细菌、酵母菌和霉菌大类的区分，或属、种及菌株水平确定的过程。微生物鉴定是制剂微生物检查中的重要环节，其基本程序包括分离纯化和鉴定。微生物鉴定方法包括表型微生物鉴定和基因型微生物鉴定，具体可根据所需达到的鉴定水平选择相应的方法。

1. 表型微生物鉴定 表型微生物鉴定是经典的微生物分类鉴定法，依据表型特征的表达来区分不同微生物间的差异，以微生物细胞的形态和习性表型为主要指标，通过比较微生物的菌落形态、理化特征和特征化学成分与典型微生物的差异进行鉴别。

2. 基因型微生物鉴定 微生物基因型通常不受生长培养基或分离物活性的影响，只需分离到纯菌落便可用于分析。由于大部分微生物物种的核酸序列是高度保守的，所以以 DNA-DNA 杂交、聚合酶链反应、16S rRNA 序列和 18S rRNA 序列、多位点序列分型、焦磷酸测序、DNA 探针和核糖体分型分析等基因型微生物鉴定方法更值得信赖。基因鉴定法不仅技术水平需要保证，还需要配备昂贵的分析设备和材料，因此通常仅在关键微生物调查中使用，如制剂产品不合格调查，而且若使用，其方法必须经过确认。

储存养护是保证医院制剂在有效期内质量合格的不可或缺的一环。本章简要介绍制剂储存养护的基本常识以及医疗机构和居家做好制剂储存养护的具体措施。

第一节　医院制剂储存养护的基本常识

本节通过介绍医院制剂内外包装上的重要标识和贮藏条件的含义，进一步普及制剂储存养护的基本常识。

一、制剂内外包装上的 4 种重要标识

医院制剂与药品一样，每种产品在内外包装上标识有配制日期、产品批号及有效期或失效期，以便于储存养护及质量监管追溯。

（一）配制日期

医院制剂的"配制日期"是指完成某制剂所有配制工序的最后日期，配制日期不得迟于成品成型或灌装（封）前经最后混合的操作开始日期，也不得以成品包装日期作为配制日期。配制日期一般采用六位数，前两位数表示年，中间两位数表示月，末尾两位数表示日。如某制剂的配制日期为 191218，表示这批产品是 2019 年 12 月 18 日配制的。

（二）产品批号

医院制剂的"产品批号"是指在某制剂配制过程中，将同一次投料、同一次配制工艺所配制的产品用一个批号来表示。每批制剂均应编制唯一的批号，一般表示方式为"年＋月＋日＋顺序号"，如 19121801 或 191218-1。

（三）有效期

医院制剂的有效期，指的是制剂在规定的贮存条件下（一般为说明书上所要求的贮存条件），能够保证质量合格的一个期限，通常有 2 种标识方法。

1. 直接标明有效期 通常按年月顺序标注，也可以标注到具体日期。如标注"有效期至 2020 年 02 月""有效期至 2020/02"或"有效期至 2020-02"，说明该制剂可用到当月的最后一天，即 2020 年 2 月 29 日；如标注"有效期至 2020 年 03 月 15 日""有效期至 2020/03/15"或"有效期至 2020-03-15"，则表示该制剂可用到所标注的日期，即 2020 年 3 月 15 日。

2. 标明有效期的年数或者月数 标明有效期的年数或月数。如标注"有效期 12 个月，产品批号 191230"，则有效期理论上可到 2020 年 12 月 29 日。

需要提醒的是，按照规定的储存条件、未启封的或者有独立包装（如铝箔板装的药片和胶囊）的制剂，在有效期之前都是可以放心使用的。但是，启封以后要注意避光、避高温、防潮，服用前还应观察其性状，如有异常、裂片、黏化、水解等现象则不宜继续使用。而对于眼用制剂、耳用制剂、鼻用制剂，即便仍在有效期内，启封后一般最多使用不超过 4 周。

（四）失效期

医院制剂也可以在外包装上直接标明失效期，但目前此方式已较少使用。如标注有"失效期：2020 年 01 月"，表示该制剂只能使用到上月的最后一天，即 2019 年 12 月 31 日。

二、制剂贮藏的 9 种条件

《中国药典》等规范的贮藏项下包括遮光、避光、密闭等 9 类贮藏条件，见表 6-1。

表 6-1　制剂贮藏条件的分类、具体含义及举例

分　类	具体含义	举　例
遮光	系指用棕色瓶或黑纸包裹等不透光的容器包装	聚维酮碘溶液、复方替硝唑溶液等制剂
避光	系指避免日光直射	复方氯霉素搽剂等制剂
密闭	系指将容器密闭，以防止尘土及异物进入	复方首乌藤合剂、水合氯醛口服溶液等一般制剂
密封	系指将容器密封以防止风化、吸潮、挥发或异物进入	硫酸镁冲洗剂、薄荷水等吸潮易变质、降解或者具有挥发性成分或特殊气味的制剂
熔封或严封	系指将容器熔封或用适宜的材料严封，以防止空气与水分的侵入并防止污染	大蜜丸等中药制剂
阴凉处	系指不超过 20℃	复方薄荷脑滴鼻液、复方碘溶液等制剂
凉暗处	系指避光并不超过 20℃	浓碘酊、氯霉素氢化可的松滴耳液等制剂
冷处	系指 2~10℃	复方呋喃西林糊等制剂
常温	系指 10~30℃	碳酸氢钠冲洗液等制剂

第二节　医疗机构内制剂的储存养护

为避免医院制剂成品受污染、受热、受潮、发霉、变质、虫蛀等，保证其在有效期内保持原有的理化性质和药效，应参照药品的相关管理要求加强储存养护。

一、码放及搬运装卸要求

制剂成品应按照包装箱图示要求在库房的指定区域码放，搬运及装卸时应轻拿轻放。

二、分区存放要求

制剂成品的存放应依据其质量实施色标管理，合格品用绿色标识，存放在合格品区；验收不合格或过期、变质、被污染等不合格品用红色标识，存放在不合格品区；待验收等质量待确定的用黄色标识，存放在待确定区。按照制剂的属性和类别，通常可按照无菌制剂、口服制剂和外用制剂进行分库、分区、分垛存放。

三、贮藏条件要求

制剂成品应按说明书或者《中国药典》等规范中贮藏项下的规定进行存放，对于在空气中易变质的制剂，应装在干燥密闭容器中保存；对于对光敏感、易氧化的制剂，应密闭在棕色玻璃瓶中置阴凉避光处；对于易吸潮的制剂，应装在密封容器中储于干燥处；对于易风化的制剂，应装在封口的容器内置阴凉处。由于制剂的剂型或类型不同，所采取的贮存措施也不尽相同：①片剂、颗粒剂、胶囊剂、丸剂须注意不能日晒、不能受热、不能吹风、不能受湿，见图 6-1。②膜剂须注意防止因受热、受潮而变形。③乳膏剂、凝胶剂、糊剂须注意防冻，通常置25℃以下常温贮存。

④眼用制剂通常需要遮光，置冷处或阴凉处贮存。⑤栓剂为半固体制剂，常见的有肛门栓、阴道栓、尿道栓等，在常温下为固体，塞入腔道后，在体温下能迅速软化熔融或溶解于分泌液中，为了防止栓剂变形，通常将其储存于冰箱的冷藏层。⑥气雾剂须避免暴晒、受热、敲打、撞击，通常置凉暗处贮存。

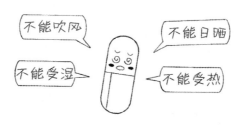

图 6-1 贮存措施"四不能"

四、保管养护要求

应采取必要的控温、防潮、避光、通风、防火、防虫、防鼠、防污染等措施，保证制剂成品储存的适宜环境，并建有应急预案应对储存环境条件异常情况的发生。配备制剂成品养护人员，定期对库存实物尤其近效期品种进行检查和养护，监测和记录储存区域的温度和湿度，维护储存设备设施，并建立养护记录。

五、发放核对要求

发放库存的制剂成品时，应加强核对并遵循近效期先出原则，防止过期实物出库。

第三节　居家小药箱中制剂的保管处置

一直以来，彰显医院临床经验与特色的医院制剂深受患者的追随与支持。有些患者到医院就诊，除医师根据治疗需要开具处方外，有时也点名要求带一些自己常用的制剂回家存放于家庭小药箱中备用。另外，有些普通民众还会想方设法获取驻地甚至异地医疗机构研制的"明星制剂"。需要特别提醒的是，医院制剂具有特殊性，一般有效期比较短，甚至只有 3 个月，而且如果保管不当，容易导致变质失效。因此，居家小药箱中制剂的保管非常重要，对于已变质失效或过期的制剂还应注意规范处置。

一、保证贮存环境条件符合要求

在制剂说明书的贮藏项中列有制剂的存储条件，甚至注明有贮存的温度范围，如阴凉处（不超过 20℃）、凉暗处（避光并不超过 20℃）、冷处（2~10℃）。如果贮藏项没有规定存储温度的，一般系指常温（10~30℃）。尤其需要注意的是，有些需要在冷处保存的生物制剂应存放在冰箱冷藏室中，但不要贴冰箱壁，更不能冰冻，因为冰冻后再溶解，制剂在冻融过程中会造成效价降低而影响疗效。各类止咳用的糖浆和合剂等常用制剂对光线比较敏感，暴露在光线下会分解，因此需要用不透光的容器保存，在打开包装后的使用过程中也应注意避光保存。不透光的容器也可以用自制的简易避光盒代替，制作方法：根据实际需要选取大小适宜的纸盒子，然后用黑色水笔把内层全部涂黑，或者用深色袋子（最好是黑色的）完全包裹在纸盒上，即得。此外，对于容易吸潮的制剂，可在药箱中存放适量的干燥剂，尤其在潮湿的雨季。

二、定期检查包装和质量有无问题

在贮存期间，要定期检查制剂的内包装标签是否完整，瓶子、袋子等有无破损，蜡封有无脱落，有无出现漏液，容量有无不明原因的减少，有无发生变色、裂开、潮解、变味、沉淀、发霉变质等，是否已超出标签、说明书标示的有效期。

三、务必关注儿童误服误用安全事件

切忌将制剂存放在幼儿、低龄儿童或精神异常者能轻易拿到的地方，以免发生误服中毒事故。一旦发生误服或过量服用药物或突然出现不同寻常的症状，应携带制剂及包装第一时间就医。

四、正确评估不合格的制剂成品

对于小药箱中的不合格制剂，有些民众或患者往往舍不得处理，留着继续使用。使用不合格制剂，轻则可能仅表现为无效，但重则可因延误治疗而导致严重后果，甚至危及生命。特别需要提醒的是，医院制剂一旦过了有效期就成为劣药，不但达不到预期的疗效，还可能分解出有害物质，增加制剂的毒副作用。

当出现下列情形之一的，均应将其列为不合格品：①已超过有效期的。②内包装已破损且被污染的。③糖衣片出现受潮、变色、发霉、衣层裂开、溶化，非糖衣片出现变色、发黑、斑点、松散、潮解等。④胶囊受潮发黏，胶囊内装药粉出现结块。⑤中成药丸出现发霉、生虫、潮化。⑥药水、糖浆类制剂出现药液浑浊、沉淀、有霉点、变色、发酵、酸败等。⑦外用制剂如滴眼剂出现结晶、絮状物或霉点等。⑧已拆包装启用后超过1个月的剩余眼用、耳用、鼻用制剂。

五、规范处置不合格的制剂成品

制剂不合格品过期后继续存放在家庭小药箱中，有的会散发出有害气体，造成室内环境污染，严重时会对人体呼吸道产生危害。同时，要切忌将不合格制剂卖给非法分子而从中获取私利，否则这些不合格品可能被重新包装后再次流入市场，进而威胁公

众的用药安全；也不宜随意将其混入生活垃圾中丢弃（如小区垃圾箱）或随意处置（如冲进下水道等），否则会直接或间接地污染环境。以抗生素、细胞毒性药物制剂为例，如果随生活垃圾一同被掩埋处理，其产生的毒性物质会长久沉淀下来，污染土地和水源，进而破坏人和动植物的生态链。

对于不合格的制剂成品，正确的处置方式是：①认真阅读制剂说明书，按照所附的具体说明进行处理。②如果说明书中未载明具体的处理意见，首选是将不合格制剂送至回收点进行回收，即参照"药物回收计划"交由当地药品监督管理部门指定的医药经营企业、药店或者医疗机构，由后者集中收集后定期组织专业的无害化销毁。③除此之外，也可以按照所在居住小区的垃圾分类管理规定，注意区分外包装盒、内容物及其内包装材料，对外包装进行破坏毁形使其无法进行二次销售后，按"可回收物"和"有害垃圾"进行分类处置。垃圾分类标识见图6-2。

a b c d

图 6-2 垃圾分类标识

a. 可回收物 b. 餐厨垃圾 c. 有害垃圾 d. 其他垃圾

不合格制剂内容物处理的具体做法是：①注射液类制剂，最好将其中的液体倒出，装入密封袋中密封好后丢弃于"有害垃圾"收集箱内。②片剂、胶囊、滴丸剂等口服制剂，将其剩余的药片、胶囊、滴丸等从铝箔、药袋等包装中取出，全部集中在密封袋里捣碎后丢弃于"有害垃圾"收集箱内。③口服液、滴眼液等液体制剂，把液体分别混入泥土后丢弃于"有害垃圾"收集箱内。④软膏、乳膏等膏状制剂，挤出收集在信封内封好后丢弃于"有害垃圾"收集箱内。⑤喷雾剂等特殊剂型的制剂，可在户外空气流通较好的地方彻底排空，操作过程须避免接触明火，然后把空瓶或空罐丢弃于"有害垃圾"收集箱内。

第七章 常用医院制剂的合理使用

合理用药是相对的，绝对合理的用药是难以达到的。1987年，WHO提出合理用药的标准是：①开具处方的药物应适宜。②在适宜的时间，以公众能支付的价格保证药物供应。③正确地调剂处方。④以准确的剂量，正确的用法和用药时间服用药物。⑤确保药物质量安全有效。在我国，合理用药是指根据疾病种类、患者状况和药理学理论选择最佳的药物及其制剂，制订或调整给药方案，以期有效、安全、经济地防治疾病的措施。任何药物包括医院制剂都有不良反应，所以要谨慎、合理使用。总体上，要遵循"能不用就不用、能少用不多用，能口服不肌注、能肌注不输液"的原则。对于孕期及哺乳期妇女，要特别注意各类制剂的禁忌证；对于儿童、老人和有肝脏、肾脏等方面疾病的患者，使用制剂时应谨慎，用药后则要注意观察；对于从事驾驶、高空作业等特殊职业者，要注意使用的制剂可能对工作产生直接或潜在的影响。此外，还要注意规避常见的用药误区或错误行为，如追求疗效滥用药、自行停药没危害、胰岛素有依赖性、使用药品不得法、别人能用我就用、不良反应很可怕、偏方秘方治大病、海淘药品放心用、换季就去洗血管、回避风险不接种等。

与药品一样，为安全使用医院制剂，在其说明书上经常出现

"慎用、忌用、禁用"等提示语，尽管只有一字之差，含义却大不相同：①慎用是指该制剂可以谨慎使用，但必须密切观察患者使用情况，一旦出现不良反应立即停用。通常需要慎用的患者是指小儿、老人、孕妇以及心脏、肝脏、肾脏功能不全的患者，因为这些患者体内药物代谢功能（包括解毒、排毒）较差，在使用某些制剂后，机体可能产生不良反应，故不可轻易使用。慎用并不等于不能使用，居家遇到慎用制剂时，应当咨询医师或者药师后遵医嘱使用，且使用中须密切观察。②忌用是指该制剂不适宜使用或应避免使用，有的忌用制剂如病情急需，可在医师或者药师指导下选择药理作用类似、不良反应较小的制剂代替，如果非使用该制剂不可，应联合使用其他对抗其副作用的药品或制剂，以减少不良反应。居家用药时，凡遇到忌用制剂最好不用。③禁用是指该制剂禁止使用。如青光眼患者应禁用阿托品；对青霉素过敏的患者应禁用青霉素，否则将引起严重的过敏反应，甚至死亡。所以，凡属禁用的制剂，绝不能抱侥幸心理擅自使用。

本章结合医疗机构临床用药及医学应急救援药材保障等实际，围绕常见病、多发病及创伤救治等内容普及相关合理用药常识，参考《中华人民共和国药典临床用药须知》（以下简称《临床用药须知》）、《中国国家处方集》等，介绍中药膏方、特色中药制剂、高风险品种制剂、伤口创面及腔道冲洗剂等二十大类150余种制剂的处方组成、作用与用途（功能与主治）、用法用量、注意事项及贮藏等，以供临床医务工作者及患者使用参考，也可作为合理用药监管及教学培训的参考。

第一节　中药膏方

中药膏方，可分为成方膏方和临方膏方。成方膏方为经典方或传统方，疗效确切，处方及功能与主治固定，有生产或配制批准文号，采用固定的工艺批量生产。临方膏方又称个体化膏方，为量身定制，一人一方，处方不定，适用人群广泛，特别适用于久病者、慢性病者、亚健康者及病愈后身体虚弱者。临方膏方具有疗效显著、服用剂量较小、口感较好及服用方便等优点，因此已被越来越多患者接受和认可。

本节简要介绍中药膏方的功效与特点、适用人群及禁忌证、用法用量、服用的注意事项，并列举 10 种具有代表性的膏方。

一、膏方的功效与特点

（一）膏方的功效

《素问》中记载："四时阴阳者，万物之根本也。所以圣人春夏养阳、秋冬养阴，以从其根，故与万物浮沉于生长之门。逆其根，则伐其本、坏其真也。"又载："逆春气，则少阳不生，肝气内变。逆夏气，则太阳不长，心气内洞。逆秋气，则太阴不收，肺气焦满。逆冬气，则少阴不藏，肾气独沉。"中医理论认为，大自然具有春生、夏长、秋收、冬藏的规律，四时大自然之气各不相同，每个季节都有多发、易发之病，只有根据四季的季节特点，顺应季节变化，平调阴阳，才不容易损伤脏腑正气，否则便会疾病丛生，甚至影响下一季节。《素问》曰："正气存内，邪不可干"；"邪之所凑，其气必虚"。疾病的发生在内责之于机体正气不足，在外责之于邪气侵袭。实践证明，膏方药性温和，作用持久，配伍严谨，用药种类多，所含药物浓度高，药效稳定，在四时不同气候的影响下，可以发挥扶正补虚、祛邪治病、调和气血的功效，从而达到"正气存内，邪不可干"的调治目的。

（二）膏方的特点

《素问》曰："阴平阳秘，精神乃治。"中医理论认为，人的生命活动以阴阳脏腑气血为依据，阴阳脏腑气血平衡则能健康无恙，疾病的发生就是阴阳失去相对平衡，出现阴阳偏盛或阴阳偏衰的结果，而疾病常常呈现虚实夹杂的复杂病理状态，如若补其有余，实其所实，便会适得其反。膏方利用药物的偏胜之性，考虑"形不足者，温之以气"，"精不足者，补之以味"，根据患者的症状，针对气瘀、血瘀等病理产物，适当加以行气、活血之品，疏其血气，令其条达，来纠正人体阴阳气血的不平衡，而致阴阳平衡，气血条畅。膏方"阴平阳秘，以衡为补"充分体现了辨证施治、整体调理、针对性强的特点。

二、膏方的适用人群及禁忌证

（一）膏方的适用人群

1. 亚健康状态者　随着人们生活节奏加快，工作、生活压力增大，劳动强度升高（主要为精神紧张、脑力透支），加上抽烟、酗酒等不良的生活习惯，造成人体各项正常生理功能发生显著变化，出现头晕目眩、耳鸣眼花、腰疼腿软、神疲乏力、心悸失眠、记忆力降低等，进而导致生存质量明显下降。膏方攻补兼施，以补为主，纠偏祛病，通过安神解郁等，可解除亚健康状态者长期的精神抑郁状态，延长睡眠时间，提高睡眠质量，从而调理机体的阴阳平衡至健康状态。

2. 久病体虚易感者　由于种种原因导致体质较差，抗病能力下降，气候稍有变化即易诱发感冒，每月反复发作多次的患者，通过膏方调治，可以提高其机体的免疫力并增强其抵抗疾病的能力。

3. 慢性疾病患者　如慢性支气管炎、支气管哮喘、慢性腹泻、慢性心功能不全等疾病长期反复发作，可导致患者机体阴阳失衡、脏腑功能失调等。通过膏方调理，补其不足，泄其有余，恢复机体的阴阳平衡，最终达到减少复发次数，减轻疾病发作时的症状，提高生存质量，甚至可达痊愈。

4. 更年期、产后妇女及术后患者 更年期妇女由于内分泌紊乱，可引发各种病症，膏方可通过调节体内各系统分泌而发挥功效；产后妇女及术后患者，往往元气大伤，身体虚弱，膏方调治可提高其机体的免疫力，有助于其在短时间内恢复。

5. 其他特殊人群 膏方还适用于儿童、女性、老年人等特殊人群。如膏方可调治小儿久咳不愈、厌食、贫血等；膏方用于女性，有调节气血、安神之效，可发挥驻容养颜、抗衰老的功效；老年人气血衰退，精力不足，脏腑功能低下，可以在冬令时节服用膏方，帮助恢复脏腑气血阴阳的平衡。

（二）膏方的禁忌证

膏方并不适用于所有人群，存在一定的禁忌证：①在急性发作阶段的慢性病患者、外感急性疾病患者、腹泻患者、在急性期和活动期期间的传染病患者、处于经期的女性、妊娠者（尤其是前三个月之内）不宜服用中药膏方。②血尿酸升高或痛风患者，禁服鹿角胶、龟甲胶、鳖甲胶、阿胶类膏方。③糖尿病患者禁服冰糖、红糖、蜂蜜收膏的膏方。④肝病患者禁服加黄酒的膏方等。

三、膏方的用法用量

膏方的使用应遵循中医"三因原则"，即"因人、因时、因地制宜"。膏方主要有冲服、调服、含服 3 种用法，但由于个人的体质存在差异，其用法也不尽相同。

1. 冲服 取 1 汤匙膏方置于杯中，用少量白开水烊化，调匀溶解后服用，少数有特殊需要者，也可按医嘱用温热的黄酒冲服。

2. 调服　用适当的汤药或适量黄酒等，隔水蒸化后，调和均匀服下，主要用于膏方中含有地黄等滋腻药或配料中胶类剂量较大的稠黏膏方。

3. 含服　将膏方含在口中慢慢溶化后，咽下膏汁。

通常情况下，膏方宜每日清晨空腹服用，或早晚空腹服用。若空腹服用引起食欲下降或胃肠不适者，可把服药时间改在餐后1h 左右。对于主要用于补心脾、安心神的膏方，宜在睡前 0.5h 左右服用。

膏方的用量要根据患者病情或机体状态而定，因体质的强弱、性别的不同而有差异。一般而言，应从小剂量开始，逐渐递增至每日标准服用剂量（一般在 10~20g）。老年人的用量应小于青壮年，妇女用量应小于男子，儿童宜减半，4 周岁以下儿童及婴幼儿则禁止服用。

四、膏方服用的注意事项

在服用膏方期间，需要注意以下事项。

（1）可适度运动，但要防止劳倦过度。

（2）应避免烟酒过度，且不能与牛奶同服。

（3）服用滋补性膏方，应忌食浓茶、咖啡、可乐等。

（4）服用含有人参、黄芪等补气膏方，应忌食萝卜。

（5）服用含有首乌的膏方，应忌食猪血、羊血及铁剂。

（6）阴虚体质者，需忌食辛热食品，如狗肉、牛肉、姜、蒜、葱、甜食等，同时也需忌食海鲜类，如黄鱼、带鱼等。

（7）阳虚体质者，需忌食寒性食品，如柿子、蟹、黄瓜等，并忌用或避免过用厚味腻滞之品。

（8）温补肾阳之品切忌滥用，食服鹿鞭、牛鞭、羊肉等要注意观察有无虚火表象，以防助火动血、产生变证。

（9）其他注意事项：①服用膏方后如出现不思饮食、腹胀等胃纳不利状况，应暂停服用膏方，改服1~2周理气和胃消导药后，再恢复少量服用，逐步加量。②如出现齿浮口苦、面部升火、低热、大便秘结等状况，可用清热泻火解毒通腑药煎煮取汁，放入膏方中一起服用，以纠偏差，或随时就诊，以汤药调理。③如出现大便溏薄甚至泄泻，应先暂时停服，可用一些理气健脾的药物，配合清淡易于消化的饮食，待脾胃功能恢复后，从少量开始恢复服用，并根据自身消化能力逐步加量。

五、膏方举例

（一）十全大补膏

【来源】《太平惠民和剂局方》。

【组成】本品由人参、白术、茯苓、当归、川芎、白芍、熟地黄、甘草、肉桂、黄芪10味药材配制而成。

【功能与主治】温补气血。用于气血不足，饮食减少，久病体虚，脚膝无力，面色萎黄，精神倦怠，疮疡不敛，妇女崩漏等。

（二）夏枯草膏

【来源】《医宗金鉴》。

【组成】本品由夏枯草、甘草、桔梗、当归、白芍、浙贝母、陈皮、川芎、昆布、玄参、醋香附、僵蚕、乌药、红花14味药材配制而成。

【功能与主治】软坚散结，理气化痰。用于瘿瘤痰核。

（三）益母膏

【来源】《古今医统》。

【组成】本品由益母草经加工制成。

【功能与主治】活血调经。用于妇女月经不调，产后瘀阻诸疾。

（四）龟鹿二仙膏

【来源】《医方考》。

【组成】本品由龟甲胶、鹿角胶、枸杞子、人参4味药材配制而成。

【功能与主治】填阴补精，益气壮阳。用于阴阳两虚，精血不足，身体瘦弱，两目昏花，遗精阳痿，腰膝酸软，久不孕育。

（五）二冬膏

【来源】《张氏医通》。

【组成】本品由麦冬、天冬2味药材配制而成。

【功能与主治】养阴润肺。用于肺阴不足，干咳少津，咽喉燥痛，声哑或痰中带血。

（六）清宁膏

【来源】《医宗必读》。

【组成】本品由龙眼肉、生地黄、陈皮、桔梗、甘草、薏苡仁、川贝母、麦冬、薄荷9味药材配制而成。

【功能与主治】清肺化痰，润肺止咳。用于劳咳久咳，痰少神疲，气短无力。

（七）五味子膏

【来源】《慈禧光绪医方选议》。

【组成】本品由五味子经加工制成。

【功能与主治】补益安神。用于久咳虚喘，伤津口渴，消渴，盗汗，遗精，失眠多梦等。

（八）黄芪膏

【来源】《清太医院配方》。

【组成】本品由黄芪经加工制成。

【功能与主治】补气固表。用于一切气虚不足之证。

（九）琼玉膏

【来源】《洪氏集验方》。

【组成】本品由人参、生地黄、茯苓3味药材配制而成。

【功能与主治】健脾养血，补中益气。用于脾胃虚弱，面色少华，食少无力等。

（十）两仪膏

【来源】《景岳全书》。

【组成】本品由人参、熟地黄2味药材配制而成。

【功能与主治】补益气血。用于面色不华，头昏目眩，心悸失眠，体瘦气短。

第二节　特色中药制剂

医疗机构研制的中药制剂在我国医疗健康事业中发挥着重要的补充作用，也是传承发展中医药事业的重要着力点。《药品管理法》和《中医药法》等法规均支持医疗机构发展中药制剂，其中包含以传统工艺配制的中药制剂。

中药制剂是在中医药理论指导下，以中药饮片为原料，按规定的处方和标准制成具有一定规格的剂型，其处方是根据中医理论，针对某种病症或症状制订的。相对于中药汤剂，无须煎煮，可直接使用，且体积小，有特定的包装，存贮、携带方便，尤其便于急危病症患者的治疗及需要长期治疗患者的使用。因此，许多医疗机构把特色中药制剂研制纳入研究范畴，这些制剂经注册审批及转化后，深受临床认可及患者欢迎。以北京中医药大学东直门医院为例，该院的特色中药制剂广泛应用于临床，见表7-1。

表 7-1　北京中医药大学东直门医院部分特色中药制剂

使用科室	代表制剂
呼吸科	麻杏止咳合剂、解毒清肺合剂、宣肺利鼻颗粒、哮喘宁颗粒、芪蛭益肺颗粒
消化科	解酒护肝口服液、理气消胀合剂
肛肠科	舒肝健脾颗粒、慢溃宁灌肠剂、痔漏熏洗剂
血液肿瘤科	益髓颗粒、三黄散结胶囊、芪甲扶正胶囊
眼科	补肾明目丸
口腔科	石青溃疡散
乳腺科	柴胡散结颗粒
男科	知蛤补肾丸、补肾生津丸、养阴生津丸
妇科	安宫止血丸、仙鹿丸、桂苓消癥丸、肌瘤内消丸、乌丹丸、妇科痛经丸、化瘀宁坤灌肠液
儿科	复方玄参清解合剂、复瘘颗粒、复力颗粒
外科	溃疡油、如意金黄膏、复方黄连膏、二黄散
皮肤科	芩楼清利丸、芩栀苦参丸、清肝丸、白癜风丸、乌地生发丸、养血润肤丸、化瘀祛斑丸、地槐消银丸、消银解毒合剂、消银洗液、苦蛇止痒外洗剂、复方苦参止痒软膏、复方青黛散、解毒行瘀散、香柏酊、苦蛇酊、辛花酊、复方补骨脂酊

再如，厦门大学附属东南医院的复方首乌藤合剂，曾用名为健脑合剂，是由首乌藤、合欢皮、蔓荆子、五味子、煅牡蛎、菟丝子等8味药材按照"君、臣、佐、使"理论配方制成的复方制剂，首乌藤为君药，合欢皮为臣药，菟丝子、五味子、续断为佐药，川芎、蔓荆子、煅牡蛎为使药，具有清心安神、滋阴清肝、

活血行气、祛风止痛之功效，主要用于神经衰弱性失眠、眩晕及脑外伤引起的头痛头昏等症。

对于中药制剂的临床应用，要遵循《中成药临床应用指导原则》，概括来讲，就是要做到以下5点：①辨证用药。依据中医理论，辨认、分析疾病的证候，针对证候确定具体治法，依据治法，选定适宜的中成药。②辨病辨证结合用药。采取中医辨证与中医辨病相结合、西医诊断与中医辨证相结合，选用相应的中成药，但不能仅根据西医诊断选用中成药。③剂型的选择。根据患者的体质强弱、病情轻重缓急及各种剂型的特点，选择适宜的剂型。④使用剂量的确定。对于有明确使用剂量的，慎重超剂量使用；有使用剂量范围的中成药，老年人使用剂量应取偏小值。⑤合理选择给药途径。能口服给药的，不采用注射给药；能肌内注射给药的，不选用静脉注射或滴注给药。

以新型冠状病毒肺炎（COVID-19）为例，本病属于中医疫病范畴，病因为感受疫疠之气，在中西医结合治疗中，应区分医学观察期、临床治疗期（轻型、普通型、重型、危重型），综合患者的个体差异、证候特点、地域差别等情况，按照辨证施治原则合理选用中药方剂（以汤剂为主）和中成药，以提高中药治疗效果，减少不良反应，预防药源性疾病的发生。其中，选用中成药时，须谨慎与中药汤剂联用，避免重复用药或发生"十八反""十九畏"。对于重型和危重型患者，使用中药注射剂须明确用药指征，严格把握适应证，遵照说明书从小剂量开始，逐步辨证调整，保证安全性与有效性。

本节列举气血双补口服液等11种特色中药制剂，其余品种根据分类将在本章其他节再作介绍。

（一）气血双补口服液

【组成】本品由党参、黄芪、淫羊藿、炒白术、熟地黄、枸杞子、茯苓、仙茅、白芍、当归 10 味药材配制而成。

【功能与主治】益气养血，温肾填精。用于头晕目眩、少气懒言、倦怠乏力、面色萎黄、心悸失眠、手足发麻等气血虚弱证，亦可用于再生障碍性贫血、血小板减少性紫癜及因肿瘤化疗、放疗造成的白细胞、血小板下降等。

【用法用量】口服。成人一次 10~20ml，一日 3 次。儿童酌减。

【注意事项】尚不明确。

【贮藏】密封。

（二）复方川芎滴丸

【组成】本品由川芎、当归 2 味药材配制而成。

【功能与主治】活血行气，祛风止痛，镇静解痉。用于预防和治疗冠状动脉供血功能不佳、脑动脉硬化、头痛、失眠。

【用法用量】口服或舌下含化。一次 2 丸，一日 3 次。症状改善后可改为一日 2~4 丸，分 2 次服用。

【注意事项】孕妇及哺乳期妇女慎用。

【贮藏】遮光，密封，置阴凉干燥处保存。

（三）复方山楂颗粒

【组成】本品由山楂、决明子 2 味药材配制而成。

【功能与主治】散瘀，消食。用于高脂血症。

【用法用量】开水冲服。一次 1 袋，一日 3 次。

【注意事项】若含有蔗糖成分，糖尿病患者须慎用。

【贮藏】密封，置干燥处保存。

（四）复方茵陈颗粒

【组成】本品由茵陈、黄芩、大黄、甘草 4 味药材配制而成。

【功能与主治】清热利湿。用于伴有黄疸症状的病毒性肝炎。

【用法用量】温开水冲服。一次 1 袋，一日 2 次。

【注意事项】尚不明确。

【贮藏】密封，防潮保存。

（五）金莲风热颗粒

【组成】本品由金银花、连翘、板蓝根、柴胡、重楼、防风、甘草、桔梗、绵马贯众、荆芥 10 味药材配制而成。

【功能与主治】清热解毒，镇咳平喘。用于感冒引起的发热、头痛、咽喉炎及急性扁桃体炎等。

【用法用量】温开水冲服。一次 1 袋，一日 2 次。

【注意事项】①用药期间，忌烟、酒及辛辣、生冷、油腻食物。②如正在使用其他药品，使用本品前请咨询医师或药师。

【贮藏】密封，避光，置阴凉干燥处保存。

（六）板柴口服液

【组成】本品由板蓝根、柴胡、金银花、大青叶、鱼腥草 5 味药材配制而成。

【功能与主治】清热解毒，疏散风热，利咽消肿。用于感冒发热、咽喉肿痛。

【用法用量】口服。一次 10~20ml，一日 3 次。儿童酌减。

【注意事项】①脾胃虚寒者宜温服。②不适用于上呼吸道感染属外感风寒证者。③偶有沉淀，属有效成分，用前摇匀。

【贮藏】密封，置阴凉处保存。

（七）五味子酊

【组成】本品为五味子经加工制成的酊剂。

【功能与主治】敛肺，滋肾，生津，止泻。用于久咳虚喘，津伤口渴，自汗，盗汗，慢性腹泻，神经衰弱等。

【用法用量】口服。一次 2~5ml，一日 3 次。

【注意事项】尚不明确。

【贮藏】密封，置阴凉处保存。

（八）丹龙颗粒

【组成】本品由葛根、川芎、赤芍、柴胡、当归、牛膝、枳壳、全蝎、熟地黄、地龙、僵蚕、丹参、桔梗、甘草、桃仁、红花 16 味药材配制而成。

【功能与主治】活血化瘀，通络解毒，滋阴补肾，镇定安神。用于药物性耳聋、突发性耳聋、老年性耳聋、噪声性聋、混合性耳聋及各种神经性耳鸣、眩晕综合征。

【用法用量】饭后 10min，温开水冲服。一次 1~2 袋，一日 3 次；或遵医嘱。

【注意事项】①孕妇和有出血倾向者慎用。②服药期间不宜同时服用滋补性中药。

【贮藏】密封，置阴凉干燥处保存。

（九）栀红酊

【组成】本品由红花、栀子 2 味药材经加工配制而成。

【功能与主治】活血化瘀，吸收增色。主要用于治疗白癜风、白发。

【用法用量】外用。涂搽局部后日晒 5min，一日 2 次。一个月为 1 个疗程。

【注意事项】①仅供外用，不可入口。②用药期间少食辛辣等刺激性食物，偶有轻度腹泻，不需要特殊处理，重者请咨询医师或药师。

【贮藏】密封，置阴凉处保存。

（十）复方青黛散

【组成】本品由青黛、甘草、薄荷脑、煅石膏、人工牛黄、黄柏、枯矾、龙胆、冰片9味药材配制而成。

【功能与主治】清热解毒，止痛消肿。用于口腔炎、口腔溃疡。

【用法用量】外用。将药粉少许撒布患处，每日2~3次。

【注意事项】①不适用于阴虚、虚火上炎引起的咽喉肿痛，声哑。②儿童必须在成人的监护下使用。③用药期间忌辛辣、鱼腥食物。④如正在服用其他药物，使用前请咨询医师或药师。⑤药品性状发生改变时禁止使用。⑥本品须存放在儿童接触不到的地方。

【贮藏】遮光，密封保存。

（十一）柏石水调散

【组成】本品由黄柏、煅石膏2味药材配制而成。

【功能与主治】清热燥湿解毒，消肿散结。用于腮腺炎及各种疮痈肿毒、红肿热痛等。

【用法用量】外用。根据病灶部位面积大小取药粉适量，用水调成糊状外敷患处，然后以纱布覆盖，胶布固定，重者每日换药3~4次，轻者每日换药1~2次。

【注意事项】①仅供外用，不可入口。②本品在皮损处忌用。

【贮藏】密封，置干燥处保存。

第三节　高风险品种制剂

高风险品种制剂主要涉及大容量输液制剂及小容量注射剂两大类，其中不少品种已列入国家医学应急救援药材保障目录，是市售药品的重要补充。如抗感染药甲硝唑氯化钠注射液，麻醉及其辅助药盐酸丁卡因注射液、盐酸利多卡因注射液、盐酸普鲁卡因注射液，调节水、电解质及酸碱平衡药氯化钠注射液、葡萄糖注射液、葡萄糖氯化钠注射液、乳酸钠林格注射液、氯化钾注射液、碳酸氢钠注射液、甘露醇注射液等。此外，临床诊疗需要但市场供应不足的制剂中，也有个别品种属于高风险品种制剂，如用于刺激子宫收缩的中期妊娠引产药乳酸依沙吖啶注射液等。

本节主要介绍甲硝唑氯化钠注射液、甘露醇注射液及乳酸依沙吖啶注射液3个品种，其他品种与市售药品的适应证、用法用量及注意事项等基本一致，可参照使用说明书、《临床用药须知》及《国家处方集》等进行合理使用，故不再逐一介绍。

（一）甲硝唑氯化钠注射液

【组成】本品由甲硝唑、氯化钠、注射用水配制而成。

【作用与用途】抗菌。用于治疗各种厌氧菌感染等。

【用法用量】静脉滴注。①成人常用量：厌氧菌感染，静脉给药首次按体重15mg/kg（70kg成人为1g），维持量按体重7.5mg/kg，每6~8h静脉滴注1次。②小儿常用量：厌氧菌感染的注射剂量同成人。

【注意事项】①本品可透过胎盘，迅速进入胎儿循环，妊娠初期3个月内如确有应用指征时可充分权衡利弊后谨慎使用。②本品在乳汁中浓度与血中相似，不推荐哺乳期妇女使用。若必须用药，应中断授乳，在疗程结束24~48h后方可重新授乳。③老年或者严重肝功能减退患者使用时，需适当减少给药剂量。④厌氧菌感染合并肾衰竭者，给药间隔时间应由8h延长至12h。⑤用药期间若发生中枢神经系统不良反应，应及时停药。⑥用药期间及停药后至少3日内，不可饮酒，以免发生"双硫仑样反应"。⑦用于治疗阴道滴虫病时，须同时治疗其性伴侣。⑧袋内或瓶内出现异物、浑浊或瓶身、瓶口渗漏应停止使用。⑨代谢产物可使尿液呈深红色，可对诊断产生干扰。

【贮藏】遮光，密闭保存。

（二）甘露醇注射液

【组成】本品由甘露醇、注射用水配制而成。

【作用与用途】①组织脱水药：可降低颅内压，用于治疗各种原因引起的脑水肿，防止脑疝。②降低眼内压：可有效降低眼内压，应用于其他降眼内压药无效时或眼内手术前准备。③渗透性利尿药：用于鉴别肾前性因素或急性肾衰竭引起的少尿；亦可应用于预防各种原因引起的急性肾小管坏死。④作为辅助性利尿措施治疗肾病综合征、肝硬化腹水，尤其是当伴有低蛋白血症时。⑤可促进某些物质的排泄，并防止肾毒性，如巴比妥类药物、锂、水杨酸盐和溴化物等，应用于含上述物质的药物过量或毒物中毒。⑥作为冲洗剂，应用于经尿道内前列腺切除术。⑦术前肠道准备。

【用法用量】静脉给药。成人常用量：①利尿。常用量为按体重 1~2g/kg，一般用 20% 溶液 250ml 静脉滴注，并调整剂量使尿量维持在 30~50ml/h。②治疗脑水肿、颅内高压和青光眼。按体重 0.25~2g/kg，配制 15%~25% 溶液于 30~60min 内静脉滴注。当患者体质衰弱时，剂量应减小至 0.5g/kg。严密随访患者肾功能情况。③鉴别肾前性少尿和肾性少尿。按体重 0.2g/kg，用 20% 溶液于 3~5min 内静脉滴注，如用药后 2~3h 以后尿量仍低于 30~50ml/h，最多再试用一次，如仍无反应则应停药。已有心功能减退或心力衰竭者慎用或不宜使用。④预防急性肾小管坏死。先给予 12.5~25g，10min 内静脉滴注，若无特殊情况，再给 50g，1h 内静脉滴注，若尿量能维持在 50ml/h 以上，则可继续应用 5% 溶液静脉滴注；若无效则立即停药。⑤治疗药物、毒物中毒。50g 甘露醇以 20% 溶液静脉滴注，调整剂量使尿量维持在 100~500ml/h。⑥肠道准备：术前 4~8h，10% 溶液 1000ml 于 30min 内口服完毕。

小儿常用量：①利尿。按体重 0.25~2g/kg 或按体表面积 60g/m²，以 15%~20% 溶液于 2~6h 内静脉滴注。②治疗脑水肿、颅内高压和青光眼。按体重 1~2g/kg 或按体表面积 30~60g/m²，以 15%~20% 浓度溶液于 30~60min 内静脉滴注。患者衰弱时剂量减至 0.5g/kg。③鉴别肾前性少尿或肾性少尿。按体重 0.2g/kg 或按体表面积 6g/m²，以 15%~20% 浓度静脉滴注 3~5min，如用药后 2~3h 尿量无明显增多，可再用 1 次，如仍无反应则不再使用。④治疗药物、毒物中毒。按体重 2g/kg 或按体表面积 60g/m² 以 5%~10% 溶液静脉滴注。

【注意事项】①本品除作肠道准备用，均应静脉滴注。②本品对下列患者慎用：有明显心肺功能损害的患者，因用药所致的突然血容量增多可引起充血性心力衰竭；高钾血症或低钠血症者，因快速大量静注本品可引起体内甘露醇聚集，血容量迅速大量增多，会导致出现稀释性低钠血症，偶可致高钾血症；低血容量者，应用后可因利尿而加重病情，或使原来低血容量情况被暂时性扩容所掩盖；用药后出现因严重肾衰竭而排泄减少的患者时，本品在体内积聚，引起血容量明显增加，心脏负荷加重，诱发或加重心力衰竭；对甘露醇不能耐受者。③根据病情选择合适的浓度，应避免不必要地使用高浓度和大剂量；使用低浓度和含氯化钠溶液的甘露醇能降低过度脱水和电解质紊乱的发生机会。④用于治疗水杨酸盐或巴比妥类药物中毒时，应合用碳酸氢钠以碱化尿液。⑤大剂量给药不出现利尿反应时，血浆渗透浓度显著升高，故应警惕血高渗发生。⑥使用期间应密切监测血压、肾功能、血电解质浓度（尤其是钠、钾浓度）及尿量等。⑦本品遇冷易结晶，故应用前应仔细检查，如有结晶，可置热水中或用力震荡待结晶完全溶解后再使用。当甘露醇浓度低于15%时，应使用有过滤器的输液器。

【贮藏】遮光，密闭保存。

（三）乳酸依沙吖啶注射液

【组成】本品由乳酸依沙吖啶、硫代硫酸钠、聚山梨酯-80和注射用水配制而成。

【作用与用途】刺激子宫收缩。中期妊娠引产药，用于终止12~26周妊娠。

【用法用量】①羊膜腔内给药：排空膀胱后，孕妇取仰卧位，选择宫体最突出部位，以羊水波动明显处为穿刺点，用纱布持7号腰穿针垂直刺入腹壁，进入羊膜腔时有落空感，再继续进针0.5~1cm后拔出针芯，有羊水涌出后，将装有本品溶液（内含100mg药物，用注射用水稀释）的注射器接在穿刺针上，再回抽羊水证实无误后将药液缓缓注入，拔针前须回抽羊水。拔针前将针芯插入针内快速拔针后，敷盖消毒纱布，轻压针眼。②宫腔内羊膜腔外注药：孕妇排空膀胱后取膀胱截石位，常规外阴、阴道、宫颈消毒后，用宫颈钳夹夹住宫颈前唇，将橡皮导管沿宫颈向宫腔送入，将已配制的本品溶液（内含100mg药物，用注射用水稀释）100ml注入导管。导管下端双折用线扎紧，卷折在阴道内，塞纱布一块以固定，术后24h取出纱布和导管。

【注意事项】①肝、肾功能不全者严禁使用。②羊膜腔内注药不良反应轻，但必须在妊娠16周以后，经腹壁能注入羊膜腔内者才能使用此种给药途径。③妊娠小于16周，常用宫腔内注药，将导管经阴道放入宫腔内羊膜腔外，经导管将药物注入，这种给药途径不良反应较大，感染发生率也较高，故现已少用。④安全剂量为 50~100mg，极量 120mg，中毒剂量为 500mg，一般用量为 100mg 以内；用量过大可能引起肾功能损伤。⑤用本品引产同时，慎用其他引产药（如催产素静脉滴注），以免导致软产道损伤。⑥如出现体温 39℃ 以上，或白细胞计数超过 $2.0×10^{10}$/L（20000/mm³）时，应给以抗生素。

【贮藏】遮光，密闭保存。

第四节　伤口创面及腔道冲洗剂

伤口创面及腔道冲洗剂具有清洁、消毒、防腐、抗感染等作用，在临床及野外创伤救治中不可或缺。

本节列举生理氯化钠溶液、硼酸溶液、醋酸氯己定冲洗剂等 7 种常用制剂。

（一）生理氯化钠溶液

【组成】本品由氯化钠、注射用水配制而成。

【作用与用途】清洁黏膜。用于漱口，灌肠，伤口、眼睛冲洗，手术冲洗。

【用法用量】外用。冲洗伤口、腔道或黏膜，用量视病情、伤情需要而定。野外条件下，临时配制的生理氯化钠溶液，冲洗前可先用 0.5% 聚维酮碘溶液（又称碘伏）擦拭伤口周围皮肤，然后用 20ml 注射器抽取溶液，从伤口中心环形向外以每秒 1ml 的速度进行涡流式冲洗，冲洗量为每平方厘米用药 60ml，反复冲洗至伤口清洁，一般每 3 日冲洗 1 次。

【注意事项】①仅供外用。②本品为无菌制剂，打开包装后应一次性使用完毕。③使用前应仔细检查，若见包装破损、渗漏，药液浑浊或有异物，切勿使用。

【贮藏】密闭保存。

（二）硼酸溶液

【组成】本品由硼酸、纯化水配制而成。

【作用与用途】消毒，防腐。用于黏膜、创面感染的清洗，也可用于伴大量渗液的皮肤湿疹、急性皮炎及压疮等的清洗。

【用法用量】外用。2% 溶液用于眼、尿道等黏膜冲洗或口腔含漱；3% 溶液用于创伤及皮肤炎症的冲洗或湿敷；或遵医嘱用药。

【注意事项】①所含硼酸能从皮损处吸收中毒，故儿童使用宜慎重；哺乳期妇女不宜用本品洗乳头，以防婴儿吮入中毒。②本品禁用于大面积损伤，若大面积使用可因硼酸吸收过量而发生急性中毒，表现为恶心、呕吐、腹泻、皮疹、痉挛、谵妄等，严重者可发生循环系统衰竭、休克，甚至死亡。③若长期反复应用，因排泄较慢，可造成慢性中毒，表现为乏力、厌食、皮疹、脱发等。④与聚乙烯醇和鞣酸呈配伍禁忌。

【贮藏】密封保存。

（三）醋酸氯己定冲洗剂

【组成】本品由醋酸氯己定、纯化水配制而成。

【作用与用途】消毒，防腐。用于创面消毒和伤口冲洗。

【用法用量】外用。

【注意事项】①醋酸氯己定不耐热，1% 以上溶液不宜高压灭菌，0.1% 以下稀溶液灭菌温度为 115℃，不宜超过 30min。②本品在配制或稀释后的放置过程中会逐渐析出不溶性盐类，如碳酸盐或硫酸盐。③本品不宜与碘酊、高锰酸钾、升汞、甲醛等消毒剂及硫酸锌配伍；与肥皂、碱以及铅、锌、铝相遇，则消毒防腐能力降低。

【贮藏】遮光，密闭保存。

（四）硫酸新霉素冲洗剂

【组成】本品由硫酸新霉素、焦亚硫酸钠、纯化水配制而成。

【作用与用途】抗菌。用于葡萄球菌、痢疾杆菌、大肠杆菌、变形杆菌等感染。

【用法用量】外用。冲洗或湿敷伤口创面，一日数次。

【注意事项】①本品不宜与阴离子型化合物配伍，局部应用可能有过敏反应。②本品久贮或遇光后颜色逐渐变深，即不得使用。

【贮藏】遮光，密封，置阴凉处保存。

（五）呋喃西林冲洗剂

【组成】本品由呋喃西林、注射用水配制而成。

【作用与用途】消毒，防腐。用于皮肤、黏膜及腔道的消毒。

【用法用量】外用。冲洗、湿敷患处；用灭菌生理氯化钠溶液稀释至 0.001%~0.01% 浓度后冲洗腔道。

【注意事项】①仅供外用，口服毒性大，易产生不可逆转的多发性周围神经炎、黄疸，白细胞数量减少。②使用前应仔细检查，若见袋体破损、渗漏，药液浑浊或有异物，切勿使用。③在 20℃以下时易析出结晶（属正常现象），可用温水加热使结晶溶解后，摇匀即可使用。④本品久贮或遇光后颜色逐渐变深，即不得使用。

【贮藏】遮光，室温 20℃以上密封保存。

（六）醋酸冲洗剂

【组成】本品由醋酸、纯化水配制而成。

【作用与用途】消毒，防腐。用于冲洗创面、阴道。

【用法用量】外用。2% 溶液用于冲洗铜绿假单胞菌感染的创面；1% 溶液用于冲洗阴道，配合灭滴虫药物治疗阴道滴虫及老年性阴道炎。

【注意事项】①本品应避免与眼睛、面部和其他黏膜接触，若误触高浓度醋酸，立即用清水冲洗。②本品应避免与金属器械接触，以免产生腐蚀作用。③本品应避免用于有浸渍、糜烂性皮损部位。④禁与碱性药物配伍。

【贮藏】密闭保存。

（七）碳酸氢钠冲洗剂

【组成】本品由碳酸氢钠、乙二胺四乙酸二钠、注射用水配制而成。

【作用与用途】抑制真菌生长。作为阴道真菌感染的辅助治疗，用于治疗真菌感染所致的外阴道炎、阴道瘙痒、白带增多等。

【用法用量】阴道给药。一日 1~2 次，用量每次 100~150ml；或遵医嘱。

【注意事项】①本品对阴道无刺激，无副作用，适合妊娠期及哺乳期妇女使用。②使用前应仔细检查，若见瓶体破裂或液体浑浊、变色，切勿使用。

【贮藏】密闭，常温保存。

第五节　软组织损伤外用制剂

软组织在医学上包括皮肤、皮下组织、肌肉、肌腱、韧带及神经等组织，临床上其损伤可分为轻度伤、中度伤、重度伤和危重度伤 4 级。其中，轻度伤不影响组织器官功能，处置后可正常活动；中度伤一定程度影响组织器官功能，治疗后可进行部分活动；重度伤严重影响组织器官功能，治疗后也无法行动；危重度伤甚至可危及生命。软组织损伤在急性期（48h 内，闭合性损伤）

以患处肿胀、疼痛为主要表现，出现局部渗血、水肿、疼痛剧烈等症状，可采用休息、冷敷、压迫、包扎固定、抬高患部等方法。急性期过后，可采用电磁波、超声波、热疗、磁疗、冲击波等物理治疗和中医药疗法，并强调功能锻炼，防止肌肉废用性萎缩及韧带挛缩、关节粘连，进一步恢复组织器官功能；有手术指征者，尽量采用微创或对组织破坏程度较轻的手术治疗。

本节主要介绍 1 种常用的软组织损伤外用制剂——双氯芬酸钠凝胶。

双氯芬酸钠凝胶

【组成】本品由双氯芬酸钠、丙二醇、三乙醇胺、卡波姆、羟苯乙酯、乙醇、乙二胺四乙酸二钠、纯化水配制而成。

【作用与用途】消炎镇痛。用于风湿性关节炎，局限性软组织损伤，急性扭挫伤引起的疼痛等。

【用法用量】外用。按需要治疗的面积大小，取 2~4g 涂于患处，轻轻揉搓，一日 2~3 次。

【注意事项】本品用于无皮损的皮肤表面，忌用于开放式伤口。

【贮藏】遮光，密封，防冻保存。

第六节　烧伤、烫伤外用制剂

烧伤、烫伤是指由物理高温或化学试剂引起的皮肤组织损伤，是一类常见且复杂的外伤疾病。烧伤、烫伤会引起创伤皮肤出现不同程度的水疱、出血、红肿、炎症、疼痛和感染等症状，可累及黏膜、皮下、黏膜下组织、肌肉、骨骼、关节和内脏，重度烧伤、烫伤易并发休克、全身炎症反应综合征、脓毒症以及多器官功能障碍，病死率较高。按病变程度，烧伤、烫伤可分为 I°、

Ⅱ°（包括浅Ⅱ°和深Ⅱ°）和Ⅲ°烧伤，其治疗的难题在于创面疼痛、进行性坏死、易感染和瘢痕愈合。合理的创面用药可有效保护创面、保持创面干燥、防止创面感染等并发症的发生。

目前，烧伤、烫伤外用制剂主要包括磺胺类及银类、生物因子及酶类、传统中药复方及天然药物等三大类。其中，磺胺类及银类以磺胺嘧啶银、磺胺嘧啶锌、磺胺米隆（氨苄磺胺）等制剂为代表；生物因子及酶类以碱性成纤维生长因子（bFGF）、胶原酶等制剂为代表；传统中药复方及天然药物多采用香油、桐油等作为基质，以清热解毒、活血化瘀和敛疮生肌的中药制成膏剂，如京万红软膏（主要成分为地榆、栀子和大黄等）、美宝湿润烧伤膏（主要成分为黄连、黄柏和黄芩等）等。烧伤、烫伤外用制剂常见有软膏剂、油剂、涂膜剂、凝胶剂、酊剂、喷雾剂和散剂等剂型，见表 7-2。

表 7-2　烧伤、烫伤常用外用制剂及其特点

剂　型	特　点
软膏剂	具有较好的黏性，既可抗菌消炎，又可改善血液循环，促进创面愈合
油剂	温和无刺激，可滋养皮肤，适用于小面积烧伤及儿童烧伤患者
涂膜剂	用药后可在创面形成膜层，封闭创面，利于创面膜下修复
凝胶剂（水溶性和油性）	具有低毒、湿润及缓释作用
酊剂	因溶媒为乙醇，刺激性较大
喷雾剂	作用迅速，适用于大面积烧伤皮肤，但因其延展后往往比较轻薄，需频繁用药
散剂	容易在创面上占位，导致结痂太厚

本节主要介绍磺胺嘧啶银乳膏、氧化锌油、复方紫草油、双黄烧伤油膏、芩榆烧伤喷雾剂等 12 种化学和中药制剂。

（一）磺胺嘧啶银乳膏

【组成】本品由磺胺嘧啶银、乳膏基质 4 号配制而成。

【作用与用途】抗菌。用于大肠杆菌、铜绿假单胞菌等引起的各种烧伤创面感染。

【用法用量】外用。涂患处，每 1~2 日换药 1 次。

【注意事项】磺胺类药过敏者禁用。

【贮藏】遮光，密闭，置阴凉处保存。

（二）醋酸磺胺米隆软膏

【组成】本品由醋酸磺胺米隆、液状石蜡和凡士林配制而成。

【作用与用途】抗菌。对铜绿假单胞菌有明显杀菌作用，对大肠杆菌、金黄色葡萄球菌、链球菌等有抗菌作用。用于预防或治疗 II°、III° 烧伤后继发创面感染及外科伤口感染。

【用法用量】外用。在创面涂布 1~2cm 厚，一日 1~2 次，每次换药前需将上次涂布的药物全部清除，并清除坏死组织，治疗一直持续到可以植皮为止。

【注意事项】磺胺类药过敏者禁用，肾功能不全者慎用或忌用。

【贮藏】遮光，密闭，置阴凉处保存。

（三）氧化锌油

【组成】本品由氧化锌、花生油配制而成。

【作用与用途】用于无明显渗出的亚急性皮炎、湿疹，程度较轻的烧伤（ I° 或 II° ），以及肠瘘周围的皮肤保护。

【用法用量】外用。用前搅匀，涂于皮肤患处，每日 1~2 次；或遵医嘱。

【注意事项】①本品为非无菌制剂，仅供外用，切忌口服。②本品在使用时应避免接触眼睛和其他黏膜，如口、鼻等。③用药部位如有烧灼感、瘙痒、红肿等情况应停药，并将局部药物洗净，必要时向医师、药师咨询。④本品在贮藏过程中，因氧化锌可缓慢地与植物油中分离脂肪酸结合为油酸锌而改变制品的稠度或产生结块现象，故不宜贮藏过长。

【贮藏】密闭保存。

（四）烧烫伤凝胶

【组成】本品由黄连、黄柏、大黄、黄芩、紫草、乳香、没药、地榆、卡波姆、甘油、丙二醇、三乙醇胺、氮酮、乙醇、纯化水等配制而成。

【功能与主治】消炎止痛。促进烧伤、烫伤创面修复。

【用法用量】外用。涂抹于洁净创面。

【注意事项】尚不明确。

【贮藏】密封，置阴凉处保存。

（五）复方紫草油

【组成】本品由紫草、金银花、白芷、冰片、蜂蜡5味药材配制而成。

【功能与主治】清热解毒，凉血止痛。用于治疗烧伤、烫伤、创伤溃疡、湿疹等。

【用法用量】涂于患处，用量遵医嘱；或做成油纱条敷于创面。

【注意事项】本品为无菌制剂，将复方紫草油纱条进行灭菌后，或将纱条灭菌并以无菌操作法将复方紫草油倒入纱布罐制成油纱条后再作用于创面。

【贮藏】遮光，密封，置阴凉处保存。

（六）双黄烧伤油膏

【组成】本品由黄连、黄柏、苍术、当归、地榆、冰片、蜂蜡、麻油 8 味药材配制而成。

【功能与主治】具有活血、生肌、消肿，保护创面，收湿敛痂，抗菌、抗感染等功效。用于治疗局部烫伤、烧伤等。

【用法用量】外用。可根据烧伤、烫伤的创面大小取药膏适量，外敷患处，用纱布覆盖，轻者每日换药 1~2 次，重者每日换药 3~4 次。

【注意事项】仅供外用，不可入口。

【贮藏】遮光，密封，置阴凉处保存。

（七）复方白及涂膜剂

【组成】本品由黄柏、虎杖、白及胶、冰片、醋酸氯己定等配制而成。

【功能与主治】镇痛，抗感染，保护创面并促进愈合，减少结疤。用于各种烧伤、烫伤，及皮肤感染、溃疡等。

【用法用量】外用。涂抹于洁净创面。

【注意事项】尚不明确。

【贮藏】密封，置阴凉处保存。

（八）冰榆涂剂

【组成】本品由地榆、虎杖、忍冬藤、白及、黄连、明矾、冰片 7 味药材配制而成。

【功能与主治】凉血止血，解毒敛疮，散瘀定痛。用于因各种烧伤、烫伤引起的疾患。

【用法用量】外涂。每日数次，每次适量；或遵医嘱。

【注意事项】尚不明确。

【贮藏】密闭，置阴凉处保存。

（九）芩榆烧伤喷雾剂

【组成】本品由黄芩、地榆、关黄柏、白及、冰片5味药材配制而成。

【功能与主治】清热解毒，凉血化瘀，生肌止痛。用于Ⅱ°以下烧伤、烫伤。

【用法用量】外用。喷洒于洁净的创面，每日4~6次。

【注意事项】尚不明确。

【贮藏】遮光，密闭，置阴凉处保存。

（十）复方榆黄酊

【组成】本品由榆皮面、黄柏、冰片、乙醇等配制而成。

【功能与主治】抗炎，抑菌，抗感染，改善创面组织结构，促进烧伤、烫伤创面愈合。用于Ⅰ°以下、表皮完整的烧伤、烫伤创面。

【用法用量】外用，喷洒于洁净的创面。

【注意事项】尚不明确。

【贮藏】密封，置阴凉处保存。

（十一）茶黄酊

【组成】本品由儿茶、黄柏、黄芩、红花、冰片5味药材配制而成。

【功能与主治】清热消肿，燥湿收敛，止血。用于Ⅰ°、Ⅱ°烧伤、烫伤创面，消炎、止痛、保护创面。

【用法用量】创伤面用生理盐水或稀苯扎溴铵溶液冲洗干净，用干棉球拭干，再将药液向创面喷洒或涂抹，第一次用量宜足，每日3~4次；发现膜下有感染时，要剪去薄膜，再用稀苯扎溴铵溶液清创，重新用药。

【注意事项】涂抹、喷洒前必须清洗创面及坏死表皮，使用时创面有轻度灼烧感。

【贮藏】密封，置阴凉处保存。

（十二）獾油

【组成】本品由獾油、冰片配制而成。

【功能与主治】清热解毒，消肿止痛。用于轻度水火烫伤，皮肤肿痛。

【用法用量】涂抹患处。

【注意事项】①仅供外用，不可入口。②对本品过敏者禁用，过敏体质慎用，儿童必须在成人监护下使用。③只适用于轻度小面积烫伤，烫伤局部一定要注意创面清洁干净，在清洁环境下最好采用暴露疗法。重度烫伤不宜自我治疗，应去医院就诊。④用药1日后症状无改善或创面有脓苔者应去医院就诊；使用时应注意全身情况，如有恶寒、发热等症状时，也应及时去医院就诊。⑤性状发生改变时禁止使用。⑥须存放于儿童接触不到的地方。

【贮藏】密封，置阴凉处保存。

第七节　晒伤外用制剂

太阳光中的紫外线可分为长波紫外线（UVA，波长320~400nm）、中波紫外线（UVB，波长290~320nm）和短波紫外线（UVC，波长200~290nm）。其中，UVA占10%~20%，约有95%能穿透臭氧层和云层到达地球表面，在紫外线能量分布中是UVB的15倍，可透过人体肌肤的表皮直达真皮层，破坏弹性纤维和胶原蛋白纤维，使真皮产生黑色素，因此亦称长波黑斑效应紫外线。此外，UVA也是引起皮肤老化和肿瘤病变的重要原因。UVB占80%~90%，大部分被臭氧层所吸收，只有约5%能到达地球表面，在夏季和午后特别强烈，可穿透人体肌肤的角质层和活性表皮层，长期或过量照射大概率使皮肤出现红肿、脱皮等损害，因此亦称中波红斑效应紫外线。UVC几乎被大气层滤掉而无法达到地球表面，对人体肌肤不造成损伤。

在高原、戈壁、亚热带地区及海面等特殊环境下，当长时间暴露于阳光而未采取任何保护措施时，人体皮肤发生紫外线辐射损伤的概率较高，与紫外线强、日照或者海水浸泡时间长、高湿高热等密切相关。紫外线辐射损伤的机制是紫外线照射皮肤的过程中会产生自由基和氧化副产物，对皮肤细胞的DNA、脂质及蛋白质造成破坏，进而导致炎症和免疫及信号通路的变化。根据人体所受紫外线照射的强度、时间长短及病变反应，可将紫外线辐射损伤（简称晒伤）分为即时性晒伤和累积性晒伤两大类。即时性晒伤是皮肤在短时间内受到强烈的日光暴晒所致，一般初到高原和对光敏感者常出现此类晒伤。其临床表现为患部迅速出现红斑，暴露部位出现弥漫性鲜红色斑及肿胀；重者出现水疱、大疱，边界清楚，自觉有灼伤感或刺痛感。一般日晒后4~6h或次日病情达到顶点，特别是腕、颈部和面部出现的弥漫性水肿伴皮肤绷紧样肿胀会持续数日。累积性晒伤是由慢性光毒反应所致，随着日晒时间的累积，人体皮肤会出现晒斑、干燥脱屑等长期效应，甚至出现菱形皮肤、粗糙掉皮、色素沉着等皮肤光泽老化的明显症状，对于经常暴露在阳光下作业的特殊群体，此类晒伤成为他们的"职业病"。

虽然晒伤不是疑难或危重疾病，但其危害性不可小视。目前在国内市场及医疗机构开发和使用的晒伤外用制剂可分为化学防晒剂、物理防晒剂和生物防晒剂三大类，见表7-3。

表 7-3 常见不同防晒剂的区别

类 别	作用机制及特点
化学防晒剂 （也称有机防晒剂）	限用烷类、酮类、苯甲酸盐类、水杨酸类、樟脑类、肉桂酸盐类、三嗪类及苯唑类等 8 类有机物。此类防晒剂具有紫外线吸收谱广、吸收强度大、质地轻薄、透明感好等优点；但在光照作用下有机化合物易发生分解反应，导致防护作用降低，还可产生对人体有害的自由基或中间产物，长期使用会对皮肤甚至对人体其他结构造成损伤
物理防晒剂 （也称无机防晒剂）	目前允许使用的主要有二氧化钛和氧化锌 2 种。此类防晒剂具有安全性高、稳定性好、不易发生光毒或光变态反应的优点，比较适合儿童和敏感皮肤使用；但是存在粉末颗粒较大、肤感较差、在脸上可能留有白色残留物、过量使用易堵塞毛孔和造成新的皮肤疾病等缺陷。该缺陷可借助纳米技术得到改善，但制备的成本会相对提高
生物防晒剂	主要包括抗氧化酶、维生素及其衍生物类、表皮生长因子、植物提取物（如红景天苷、白藜芦醇、芦丁 - 黄芩苷、肉苁蓉苯乙醇苷、镰形棘豆总黄酮）等成分。此类防晒剂能够克服化学或物理防晒剂产生的不良作用，而且具有防晒性能持久、作用温和、安全性高等优势

研究还发现，不同防晒剂防护的紫外线区段不同，单一成分的防晒剂一般很难达到理想的防护效果，而且根据国内行业标准规定，每种防晒剂均有使用上限，加上不同使用对象有不同的防护需求，因此多数防晒剂存在多种成分联合配伍的情况。以高原护肤霜为例，其主要成分包括化学防晒剂（UVA 吸收剂丁基甲氧基二苯甲酰基甲烷、UVB 吸收剂甲氧基肉桂酸乙酸乙酯）、物理

防晒剂（紫外线屏蔽剂纳米氧化锌、纳米二氧化钛）、生物防晒剂（维生素 E）以及马来酸氯苯那敏（又称扑尔敏）、水杨酸苯酯等。

目前，在防晒剂的使用上人们还存在不少认识误区：①只有在十分炎热的高温下，紫外线才会非常强烈。②阴天时云层很厚，紫外线不会伤害到皮肤。③隔着玻璃晒太阳对人体皮肤没什么伤害。④打遮阳伞能完全起到遮阳的作用。⑤皮肤好就可以不用防晒剂。⑥只要出门前涂了防晒剂，皮肤就可以一整日安全无忧。⑦偶尔几次忘记涂防晒剂，对皮肤不会有太大的影响。⑧防晒剂的防晒系数越高，对皮肤越有利。

防晒关键在于预防。在野外训练或执行任务过程中，应采取的预防措施包括：①合理安排作业时间，使参训者循序渐进地适应日照环境，提高皮肤对日光照射的耐受能力。②注意硬防晒，按要求规范着装。③作业前，适当涂抹性质温和的防晒剂。④作业间隙，注意及时补充水分，多用温水洗脸，以保持皮肤水分，避免紫外线对皮肤的损害。⑤提倡健康科学饮食，及时补充体内所消耗的蛋白质和维生素，多食用豆制品以及胡萝卜、西红柿、空心菜、柑橘等富含抗氧化成分的果蔬，提高皮肤对紫外线的抵抗力。

总体上，选择防晒剂通常应遵循以下原则：①一般类型皮肤的人，选用 UVB 防晒指数（简称 SPF 值）8~12 的防晒剂。②皮肤对光敏感的人，选用 SPF 值 12~20 的防晒剂。③上班族主要在上下班路上接触阳光，宜以脸部防晒为主，选用 SPF 值 20 左右的防晒剂。④参加野外登山、海滩游玩等需长时间或完全裸露在阳光下的活动时，选用 SPF 值 30 以上的防晒剂。⑤在紫外线照射较强的季节如春末、夏季、初秋，选用 SPF 值高些的防晒剂。⑥户外作业流汗较多或需接触水时，最好选择具有防水功效的防晒剂。⑦ 高原地区可涂抹特需药品"高原护肤霜"，并佩戴防护镜。此外，也可参考表 7-4 合理选用防晒剂。其中，SPF 值越高代表防护 UVB 能力越强；PA 后跟着的"+"号越多表示防护 UVA 能力越强。

表 7-4　不同活动环境下防晒剂的选用建议

活动环境	防晒剂选用建议
室内可能受到紫外线照射的地方	SPF15，PA +
阴天或者树荫下的室外活动	SPF15~25，PA + ~ + +
直接阳光下活动	SPF25~30 +，PA + + ~ + + +
雪山、海滩、高原等环境，或者春、夏、秋季阳光下活动	SPF50 +，PA + + + +
活动涉及大量出汗或接触水	防水防汗类防晒剂

在防晒剂的具体用法用量上，通常应把握以下要点：①使用防晒剂时要注意涂抹的用量，用量达到每平方厘米 2mg（一元硬币大小的量），才能起到防晒剂标签标注的保护作用。②使用防晒剂时要注意使用顺序，应在基础护肤程序后，涂抹防晒剂，然后再使用彩妆。③一般需要提前 15~30min 涂好，使防晒剂能够充分接触皮肤"成膜"，从而更好地发挥防护作用。④根据实际情况适时补涂，如果长时间暴露在日光下，宜每隔 2~3h 补涂一次，以保证持续的防晒效果。⑤除了面部，其他裸露部位如脖子、耳朵、胳膊、小腿等最好也要涂抹防晒剂。⑥完全脱离紫外线照射的环境后应尽快把防晒剂清洗干净。⑦注意防范发生过敏反应，在使用新品种的防晒剂之前，要认真阅读产品说明书，尤其是敏感皮肤人群或者有防晒剂过敏史的人，最好在手臂内侧或耳根处试涂一下，72h 后皮肤没有明显不良反应（红、

肿、痛、痒等现象），再正常使用。一旦发现异常，应立即将涂抹处清洗干净，如果症状严重或者清洗后未能得到缓解，应及时到医院就诊，就诊时建议携带防晒剂及其外包装，便于医师诊治。

在晒伤之后的对症治疗上，通常区分Ⅰ°晒伤和Ⅱ°晒伤。Ⅰ°晒伤表现为局部皮肤经日晒后出现弥漫性红斑，边界清楚，24~36h达到高峰。治疗上以消炎、止痛为原则，使用局部外用药物，如地塞米松软膏或乳膏、吲哚美辛溶液等含糖皮质激素的外用制剂，或冰水湿敷，每日1~2次，一般情况下1周即可痊愈。Ⅱ°晒伤主要表现为局部皮肤红肿后继发水疱甚至大疱，有的伴发皮肤刺痒。治疗上采取局部处理与全身用药相结合的方式，控制尚未出现的严重皮炎，主要包括：①用生理盐水清洗创面，或者用冰水持续湿敷。②外用地塞米松软膏或乳膏，或者口服泼尼松片每次10mg，每日3次，使用2~3日。③口服解热镇痛抗炎药，如阿司匹林每次1g，每日3次。④口服抗组胺过敏药，如马来酸氯苯那敏每次4~8mg，每日3次。⑤当水疱明显时，切忌用手抓挠，可局部消毒后用一次性注射器抽去疱液，外涂抗生素类药膏如红霉素软膏，并外敷无菌纱布。

本节主要介绍复方二氧化钛乳膏、氧化锌软膏、吲哚美辛溶液等3种防晒及晒伤对症治疗的制剂，硅油乳膏1号和2号亦可起保护皮肤和防晒作用，但主要用于防治皮肤皲裂，故在第九节"皮肤皲裂外用制剂"中再作介绍。

（一）复方二氧化钛乳膏

【组成】本品由二氧化钛、水杨酸苯酯、硅油乳膏2号配制而成。

【作用与用途】吸收紫外光，防止皮肤被日光灼伤。用于防治光感性皮肤病、日光性皮炎、晒斑、日光性湿疹、红斑狼疮等。

【用法用量】外用。局部涂擦，一日数次。

【注意事项】①二氧化钛又称钛白，为白色无定形粉末，无臭无味，不溶于水及稀酸，可溶于热浓硫酸，起反射光线、保护皮肤免受紫外线损伤的作用；水杨酸苯酯，又称萨罗，为白色晶体，微有芳香，不溶于水，溶于乙醇、乙醚、三氯甲烷中，有防腐、镇痛作用，在处方中起遮光、吸收光线、保护皮肤的作用。②对本品过敏者禁用，过敏体质者慎用，儿童必须在成人监护下使用。③本品仅供外用，使用时应避免接触眼睛和其他黏膜，如口、鼻等；使用后应立即洗手。④用药部位如有烧灼感、红肿等情况应停药，并将局部药物洗净，必要时向医师或药师咨询。⑤如在使用其他药品，使用前请咨询医师或药师。⑥性状发生改变时应禁止使用。⑦本品须放在儿童接触不到的地方。

【贮藏】密闭，置阴凉处保存。

（二）氧化锌软膏

【组成】本品由氧化锌、黄凡士林配制而成。

【作用与用途】滋润保护皮肤，收敛。用于预防或治疗光感性皮肤、急性或亚急性皮炎、湿疹类皮肤病、轻度或小面积的皮肤溃疡。

【用法用量】外用。适量涂于患处，一日 2 次。

【注意事项】①氧化锌具有较弱的杀菌、收敛、保护和防腐作用，撒布于溃疡面或创面能抑制分泌，有干燥作用。过多锌盐吸收后对中枢神经有麻醉作用。②对本品过敏者禁用，过敏体质者慎用，儿童必须在成人监护下使用。③用药时，应避免接触眼睛和其他黏膜，如口、鼻等。④用药部位如有烧灼感、红肿等情况应停药，并将局部药物洗净，必要时向医师或药师咨询。⑤如在使用其他药品，使用前请咨询医师或药师。⑥性状发生改变时应禁止使用。⑦本品须放在儿童接触不到的地方。

【贮藏】密闭，置阴凉处保存。

（三）吲哚美辛溶液

【组成】本品由吲哚美辛、纯化水配制而成，浓度为 2.5%。

【作用与用途】消炎，止痛。用于治疗日光性皮炎、接触性皮炎、丘疹性荨麻疹、湿疹、神经性皮炎、脂溢性皮炎，以及皮肤瘙痒症、痤疮、蚊虫叮咬等。

【用法用量】外用。用棉球蘸取适量药液涂擦于局部患处，并稍加按摩效果更佳。每日 2~3 次；或遵医嘱。

【注意事项】①对本品过敏者禁用，急性、有糜烂渗出的皮炎患者禁用，儿童必须在成人监护下使用。②本品为外用制剂，皮损者慎用，切勿口服。③本品如使用后未将瓶盖盖紧而致溶剂挥发析出固体物质，不影响治疗效果，剩余药液可继续使用。④本品须放在儿童接触不到的地方。

【贮藏】遮光，密闭保存。

第八节　冻伤外用制剂

冻伤也称冷伤，是低温寒冷作用于机体所引起的局部以至全身损伤的总称，是寒冷环境下的一种常见病。冻伤易发生在散发热量且在特定的情况下供血不全，保暖较差或保暖不当的体表部位，如肢体的远端、鼻尖、耳垂等。冻伤分为全身性冻伤和局部冻伤 2 类。全身性冻伤是由于人体长时间在寒冷的条件下或突然受到严寒袭击，机体不能维持正常体温，引起血液循环障碍，新陈代谢速率降低，细胞代谢不良，继而出现各种脏器功能变化和损害，常伴有局部冻伤的表现，主要并发症有休克、肺水肿、脑水肿、酸中毒、肾衰竭、胰腺炎等。局部冻伤表现为先有寒冷和针刺样疼痛，皮肤苍白，继之出现麻木或知觉丧失。局部冻伤突出的临床表现通常在复温之后，按其严重程度分为轻度冻伤（Ⅰ°、Ⅱ°）和重度冻伤（Ⅲ°、Ⅳ°）。Ⅰ°冻伤可伤及皮肤浅层，主要症状为局部麻木，复温后局部充血、水肿、不出现水疱，一般于冻伤后1周内不治自愈；Ⅱ°冻伤损伤达真皮层，主要症状为水疱形成，如不并发感染，约2周后水疱吸收并结痂脱落；Ⅲ°冻伤皮肤全层坏死，皮肤呈紫绀或紫红色，感觉消失，有或无水疱，水疱呈血性，冻伤区周围剧痛；Ⅳ°冻伤损伤皮肤全层、肌肉甚至骨骼，皮肤呈紫蓝色或青灰色，指（趾）甲床灰黑色，痛觉、触觉消失或明显迟钝，冻伤区和健康组织交界处可出现水疱，2~3周内出现坏死分界线，一般为干性坏疽，如并发感染或静脉血栓形成，则为湿性坏疽，需要外科治疗，致残率很高。

冻伤的治疗包括急救治疗、复温治疗、药物治疗等。其中，急救治疗是指将患者尽快脱离寒冷环境，保温，紧急处理冻伤部位等；复温治疗是指通过浸泡、微波透热、腹膜透析复温、体外循环和静脉滴注温热液体等方法，使体温升高，恢复正常体温；药物治疗是指根据情况选择合适的药物减轻冻伤造成的机体损害。在药物治疗中，又分为全身治疗和局部治疗。对于未形成溃疡的冻疮，可以温水湿敷后外涂药物；轻度冻疮者，可用樟脑软膏或肌醇烟酸酯软膏或冻疮膏涂敷患处；出现水疱和溃疡的冻疮，可用氧化锌软膏，一般不可使用含有樟脑的药物，因为樟脑有刺激性，甚至可引起接触性皮炎；伴有严重瘙痒症状的，可加用口服的抗过敏药；出现局部感染的，可用0.02%高锰酸钾溶液浸泡后清除溢出的黏液，再涂红霉素软膏或林可霉素软膏；并发严重感染的，可给予一些抗生素，如红霉素、克林霉素等。需要注意的是，局部使用外用制剂时，可以稍微用点力揉搓至皮肤有点发红，以帮助药物更充分地渗透吸收。

本节主要介绍樟脑软膏、复方樟脑软膏、复方氧化锌软膏等5种用于局部治疗的外用制剂。

（一）樟脑软膏

【组成】本品由樟脑、黄凡士林配制而成。

【作用与用途】收敛，消炎。用于冻疮及瘙痒性皮肤病。

【用法用量】外用。用温水洗净患处，轻轻擦干，取该药品适量涂于患处，一日1~2次。

【注意事项】①对本品过敏者禁用，过敏体质者慎用，孕妇及哺乳期妇女慎用，儿童必须在成人监护下使用。②本品不得用于皮损处，使用时应避免接触眼睛和其他黏膜，如口、鼻等。③用药部位如有烧灼感、红肿等情况应停药，并将局部药物洗净，必要时向医师或药师咨询。④如正在使用其他药物，使用前请咨询医师或药师。⑤本品用后须拧紧瓶盖，如性状发生改变应禁止使用。⑥本品须放在儿童接触不到的地方。

【贮藏】密闭，置阴凉处保存。

（二）复方樟脑软膏

【组成】本品由樟脑、硼酸、鞣酸、甘油、聚山梨酯 -80、羊毛脂和凡士林配制而成。

【作用与用途】消毒，收敛。用于治疗轻度冻疮、手足皲裂。

【用法用量】外用。用温水洗净患处，揩干后涂药用力揉搓，一日数次。

【注意事项】本品涂于皮肤有清凉感，用力涂擦则可使皮肤发红，增进局部血液循环，并有微弱的局麻作用，因而有消炎、镇痛、止痒、促进肉芽生长的作用。

【贮藏】密闭保存。

(三)复方氧化锌软膏

【组成】本品由氧化锌、苯酚、樟脑、水杨酸甲酯配制而成。

【作用与用途】收敛,消炎。用于治疗未溃烂的冻疮、湿疹及皮肤溃疡等,也可用于治疗轻度烧伤、脓疱疮、疖肿。

【用法用量】外用。涂搽患处,一日1~2次。

【注意事项】①对本品或咪唑类药物过敏者禁用,过敏体质者慎用,婴幼儿、孕妇及哺乳期妇女不宜使用,儿童必须在成人监护下使用。②不宜大面积或密封包扎使用,不得用于皮损处,使用时避免接触眼睛和其他黏膜,如口、鼻等。③用药部位如有烧灼感、瘙痒、红肿等情况应停药,并将局部药物洗净,必要时向医师或药师咨询。④性状发生改变时禁止使用。⑤本品须放在儿童接触不到的地方。

【贮藏】密封保存。

(四)硼酸氧化锌软膏

【组成】本品由硼酸、氧化锌、凡士林配制而成。

【作用与用途】收敛,消炎。用于治疗未溃烂的冻疮、湿疹及皮肤溃疡等,也可用于治疗小面积浅表创伤、烧伤及压疮的辅助治疗。

【用法用量】外用。取适量涂擦患处,一日1~2次。

【注意事项】①对本品过敏者禁用,过敏体质者慎用,儿童必须在成人监护下使用。②不宜大面积使用,使用时避免接触眼睛和其他黏膜,如口、鼻等。③用药部位如有烧灼感、红肿等情况应停药,并将局部药物洗净,必要时向医师或药师咨询。④性状发生改变时禁止使用。⑤本品须放在儿童接触不到的地方。

【贮藏】密闭,置阴凉处保存。

（五）辣椒软膏

【组成】本品由辣椒细粉、凡士林配制而成。

【作用与用途】发赤和促进局部血液循环。用于冻疮早期治疗。

【用法用量】外用。涂敷在冻疮初起未破溃处的红斑或红肿处。

【注意事项】①对本品过敏者禁用，过敏体质者慎用，儿童必须在成人监护下使用。②本品不宜用于皮损处，涂后若有不适，应立即停止使用。③如正在使用其他药物，使用前请咨询医师或药师。④本品须放在儿童接触不到的地方。⑤本品启封后建议在1周内用完，以保持药效。

【贮藏】密封，置阴凉干燥处保存。

第九节　皮肤皲裂外用制剂

秋冬和初春季节，不少人会患上手足皲裂症，通常好发于足跟、足跖外侧缘、手掌、手指屈侧等处。临床主要表现为皮肤干燥、角化、增厚、弹性减退、脱屑、皲裂等，可伴有疼痛或不同程度瘙痒，严重者裂纹逐渐加深，裂口可达真皮，引起疼痛，甚至出血、感染，进而影响正常的生活、工作或训练。

本节主要介绍尿素软膏、尿素硅油软膏、硅油乳膏1号、硅油乳膏2号及鱼肝油软膏等5种常用的外用制剂。

（一）尿素软膏

【组成】本品由尿素、蜂蜡、甘油、羊毛脂、黄凡士林配制而成。

【作用与用途】增强角质层的水合作用，柔软皮肤；抗菌、止痒、促进肉芽生长。用于治疗鱼鳞病、皲裂性湿疹、皮肤皲裂、干燥，对角化过度的掌趾皲裂效果较好。

【用法用量】将患处洗净擦干后涂布并揉搽。一日数次。

【注意事项】①本品孕妇慎用，儿童必须在成人监护下使用，用药量酌减。②不可大面积使用，使用时应避免接触眼睛。③用药部位如有烧灼感、红肿等情况应停药，并将局部药物洗净，必要时向医师或药师咨询。④性状发生改变时应禁止使用。⑤本品须放在儿童接触不到的地方。

【贮藏】密闭，置阴凉处保存。

（二）尿素硅油乳膏

【组成】本品由尿素、二甲硅油、硬脂酸、羊毛脂、黄凡士林、羟苯乙酯、三乙醇胺、甘油、纯化水配制而成。

【作用与用途】溶解角质、保护皮肤。用于防治皮肤皲裂、干燥、老年斑，慢性唇炎、口唇干燥等。

【用法用量】外用。适量涂于患处，一日 1~2 次。

【注意事项】①本品孕妇慎用，儿童必须在成人监护下使用，用药量酌减。②不可大面积使用，使用时应避免接触眼睛。③用药部位如有烧灼感、红肿等情况应停药，并将局部药物洗净，必要时向医师或药师咨询。④性状发生改变时应禁止使用。⑤本品须放在儿童接触不到的地方。

【贮藏】密闭保存。

（三）硅油乳膏 1 号

【组成】本品由二甲硅油、硬脂酸、羊毛脂、黄凡士林、羟苯乙酯、三乙醇胺、甘油、纯化水配制而成。

【作用与用途】保护皮肤，涂于皮肤表面形成油膜，起保护、防晒作用，而不影响皮肤的呼吸。用于防治皮肤皲裂、因使用酸性物质引起的皮炎等，并能防止银屑病治愈后的复发。亦可作乳膏基质使用。

【用法用量】外用。局部涂擦，一日数次。

【注意事项】尚不明确。

【贮藏】密闭保存。

（四）硅油乳膏2号

【组成】本品由二甲硅油、液状石蜡、硬脂酸、十六烷醇、硬脂醇、聚氧乙烯硬脂酸酯 SG、聚氧乙烯烷基醚 A-20、甘油、羟苯乙酯、纯化水配制而成。

【作用与用途】保护皮肤，涂于皮肤表面形成油膜，起保护、防晒作用，而不影响皮肤的呼吸。用于防治皮肤皲裂、因使用酸性物质引起的皮炎等，能防止银屑病治愈后的复发。亦可作乳膏基质使用。

【用法用量】外用。局部涂擦，一日数次。

【注意事项】本品是以硬脂酸与三乙醇胺作用生成硬脂酸三乙醇胺的1价皂为乳化剂，此皂为阴离子型乳化剂，乳化力强，但易被酸、碱、钙盐或电解质所破坏，故不宜用作此类药物基质。

【贮藏】密闭保存。

（五）鱼肝油软膏

【组成】本品由鱼肝油、黄凡士林配制而成。

【作用与用途】营养、保护、润滑及促进肉芽组织生长。用于治疗慢性皮肤结核，皮肤皲裂，鱼鳞病，皮肤干燥，外伤，烧伤、烫伤，溃疡及宫颈炎等。

【用法用量】外用。涂于患处，一日1~2次。

【注意事项】尚不明确。

【贮藏】遮光，密闭，置阴凉处保存。

第十节 咬蜇伤外用制剂

在野外训练、作业、活动期间,发生蚊虫、毒蜂、蜈蚣、蝎子、蛇等咬蜇伤较为常见。这些动物在咬蜇时,毒液会注入人体,局部出现红、肿、痛等症状,严重的还可能导致大面积皮疹、呼吸困难等过敏或中毒反应。通常可以采取撒雄黄、石灰粉、除虫药片,喷洒除虫菊酯,烧熏艾草或使用部分制剂等方式进行有针对性的预防。一旦发生咬蜇伤情况,可根据伤情选用蛇药片(上海季德胜蛇药片、南通蛇药片、广州群生蛇药片)内服或者以开水化开调成稀糊状涂于伤处进行解毒治疗,同时使用一些外用制剂进行防治或者辅以对症处理,如使用复方氨搽剂、氨薄荷搽剂进行止痒、止痛。此外,还可以局部涂搽使用弱碱性溶液(如3% 氨水、5% 碳酸氢钠溶液)或 0.1% 高锰酸钾溶液清洗并冷敷伤口,以中和蝎子蜇伤、蜈蚣咬伤的酸性毒素;使用弱碱性溶液(如10% 氨水、2%~3% 碳酸氢钠溶液、肥皂水、淡石灰水等)外敷,以中和蜜蜂蜇伤的酸性毒素;局部涂搽弱酸性溶液(如醋酸、0.1%稀盐酸等),以中和黄蜂蜇伤的碱性毒素。

本节主要介绍常用的复方氨搽剂、氨薄荷搽剂 2 种外用制剂。

(一)复方氨搽剂

【组成】本品由稀氨溶液、樟脑、薄荷脑、液化苯酚、甘油、乙醇配制而成。

【作用与用途】止痒,止痛。用于治疗蚊、蜂或蝎等咬伤、蜇伤等。

【用法用量】外用。局部涂擦。

【注意事项】①对本品过敏者禁用,过敏体质者慎用,儿童必须在成人监护下使用。②本品不宜用于有渗出液的皮肤,当性状发生改变时禁止使用。③本品使用前须摇匀,使用时避免接触眼睛和其他黏膜,如口、鼻等。④本品使用期间,用药部位如有烧灼感、红肿等情况应停药,并将局部药物洗净,必要时向医师或药师咨询。⑤如正在使用其他药品,使用前请咨询医师或药师。⑥本品应放在儿童接触不到的地方。

【贮藏】密封,置凉暗处保存。

(二)氨薄荷搽剂

【组成】本品由浓氨溶液、薄荷脑、75% 乙醇溶液配制而成。

【作用与用途】止痒,止痛,能中和昆虫的酸性分泌物。用于治疗蚊、蜂、蜈蚣、蝎等叮咬伤、蜇伤。

【用法用量】外用。局部涂擦。

【注意事项】与复方氨搽剂相似。

【贮藏】密封,置阴凉处保存。

第十一节 呼吸系统疾病制剂

呼吸系统疾病多数是常见病、多发病,主要病变在气管、支气管、肺部及胸腔。病变轻者表现为咳嗽、胸痛,呼吸受影响;重者呼吸困难、缺氧、甚至呼吸衰竭而致死。呼吸系统疾病通常包括普通感冒、流行性感冒、肺炎、支气管哮喘、慢性阻塞性肺疾病(Chronic Obstructive Pulmonary Disease, COPD)等。其中,普通感冒大部分因病毒引起,早期见鼻塞、流涕、打喷嚏、流泪等局部症状,严重者可出现发热、咳嗽、头痛、全身乏力等症状;流行性感冒一般呈季节性,肺炎是其最常见的并发症。需要特别注意的是,必须正确识别普通感冒、流行性感冒与 SARS、COVID-19 之间的区别,以免贻误治疗的时机。

　　临床上，呼吸系统疾病常用的制剂一般有吸入给药制剂（气雾剂、喷雾剂、粉雾剂）、口服液、合剂、糖浆剂等。其中，吸入给药制剂通常采用七步给药法，即准备、启动、呼气、咬紧、吸气、屏气、结束或重复7个步骤，给药时须把握的注意事项包括：①吸入前要清洁口腔，清除口腔内分泌物及食物残渣。②保持上半身直立，以利于气道打开，保证药物能更容易吸入。③吸入药物前，先缓慢地深呼气，尽量呼出肺内全部气体，以便有更深长的吸气；但不可对着吸嘴呼气，以免药物受潮，或者使经过的药物粘在吸入装置上而降低吸入药量。④吸药时用双唇紧紧包住吸嘴，即口唇抿住吸口周围，注意舌头牙齿不得堵住吸口，用力且深长地吸入药物，使药物有充足的时间均匀平稳吸入而不断续。⑤吸气结束后，应将吸嘴立即移开吸嘴，以免药物受潮。吸药完成后要充分地屏气10s，再缓慢恢复呼气。⑥吸入用药完毕，应充分漱口，再把漱口水吐掉，切忽咽下，防止药物在咽部残留。⑦清洁吸入装置，对于都保、准纳器装置，可用干纸巾擦拭吸嘴，严禁用水或其他液体擦拭吸嘴，以免药物受潮。

　　不同类型的吸入给药制剂，其给药操作方法有所区别，使用前应结合说明书，参照以下图示正确使用。定量气雾剂的给药操作方法，见图7-1-1、图7-1-2。

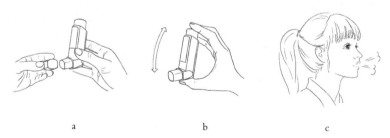

a　　　　　　　　　b　　　　　　　　　c

图 7-1-1　定量气雾剂的给药操作方法（一）

a. 开盖　　b. 摇匀　　c. 吐气

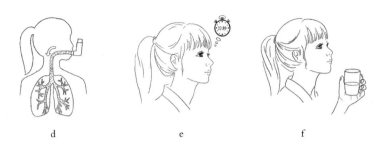

图 7-1-2　定量气雾剂的给药操作方法（二）

d. 将喷嘴放入口中同时用力按下药罐并深吸气　e. 移开药罐，屏息 10s 后呼气　f. 呼气 1min 后用净水漱口

常用的干粉吸入器有都保、准纳器和吸乐 3 种，其给药操作方法分别见图 7-2、图 7-3 和图 7-4。

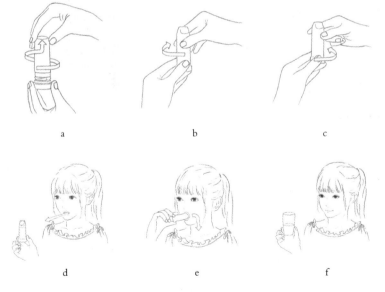

图 7-2　都保的给药操作方法

a. 开盖　b. 垂直左旋　c. 垂直右旋，并发出"咔嗒"声　d. 吐气　e. 吸嘴放入口中吸气　f. 移开都保，屏息 10s 后呼气；呼气 1min 后用净水漱口

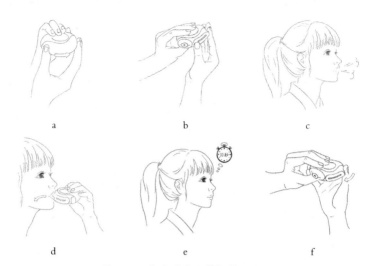

图 7-3 准纳器的给药操作方法

a.打开装置 b.推至"咔嗒"声 c.吐气 d.嘴唇抿住吸嘴并深吸气 e.移开准纳器，屏息10s后呼气 f.呼气1min后用净水漱口或再吸，关闭装置

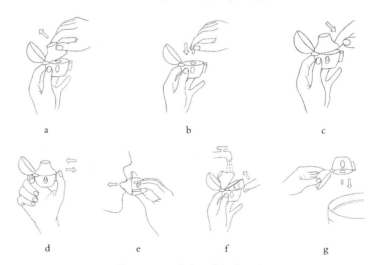

图 7-4 吸乐的给药操作方法

a.打开装置的内外2层盖子 b.把药放入 c.盖上内层盖子 d.按压给药调节按钮 e.嘴唇抿住吸嘴并深吸气，移开吸乐，屏息10s后呼气；1min后用净水漱口或再吸，关闭装置 f.清洗装置 g.沥干装置

压缩空气雾化吸入器的给药操作方法，见图 7-5。

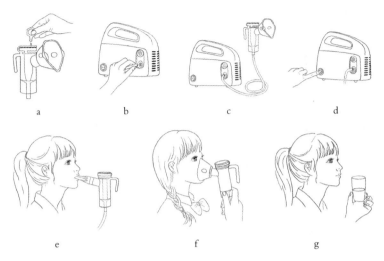

图 7-5　压缩空气雾化吸入器的给药操作方法

a. 遵医嘱加入药物适量　b. 连接装置　c. 连接后再确认　d. 开启装置电源　e. 成人咬嘴给药模式，深呼吸，一般给药不超过 20min　f. 儿童面罩给药模式，深呼吸，一般给药不超过 20min　g. 雾化结束后漱口

医院制剂中的呼吸系统疾病用药，多数用于镇咳、祛痰、平喘。本节主要介绍氯化铵甘草口服溶液等 4 种常用制剂。

（一）氯化铵甘草口服溶液

【组成】本品由氯化铵、复方甘草口服溶液、纯化水配制而成。

【作用与用途】镇咳，祛痰。用于痰黏不易咳出者。

【用法用量】口服。服用时振摇，一次 10ml，一日 3 次；或遵医嘱。

【注意事项】①本品对下列患者慎用：慢性阻塞性肺疾病合并呼吸功能不全患者、胃炎及胃溃疡患者、镰状细胞贫血患者、老年人患者及运动员。②儿童患者使用时应注意遵医嘱，并在成人监护下使用。③本品服用超过 7 日后症状仍未缓解，请咨询医师。④如服用过量或发生严重不良反应，应立即就医。⑤本品须放在儿童接触不到的地方保存。

【贮藏】密闭保存。

（二）小儿止咳合剂

【组成】本品由复方樟脑酊、远志酊、氯化铵、复方羟苯乙酯醇溶液、聚山梨酯和单糖浆等配制而成。

【作用与用途】镇咳，祛痰。用于小儿呼吸道感染伴有咳嗽、咳痰症状者。

【用法用量】饭后服用。一日 3 次，用量遵医嘱。

【注意事项】①本品在下列情况时禁用：患者为血氨过高者、严重肝功能障碍者、严重肝功能不全者、肺源性心脏病者、支气管哮喘者、婴儿及哺乳期妇女，以及制剂性状发生改变时。②本品用于镰状细胞贫血患者时，可引起缺氧和（或）酸中毒。③本品中的氯化铵与碱性药物、金霉素、新霉素磺胺嘧啶、呋喃妥因、华法林等呈配伍禁忌。④本品过量或长期服用可造成酸中毒和低钾血症，久服可能成瘾。⑤本品大量服用可致恶心、呕吐。⑥本品服用 1 周后如症状仍未缓解，请咨询医师或药师。

【贮藏】密闭保存。

（三）小儿润肺止咳口服液

【组成】本品由川贝母、法半夏、橘红、乌梅、桔梗、前胡、黄芩、甘草、桑白皮 9 味药材配制而成。

【功能与主治】宣肺润肺，清热化痰。用于小儿肺炎及上呼吸道感染所致的咳嗽。

【用法用量】口服。一次 10ml，一日 3 次。

【注意事项】①用药期间，宜少吃辛辣刺激、生冷油腻等不易消化食物。②如正在使用其他药品，使用前请咨询医师或药师。③性状发生改变时应禁止使用。

【贮藏】密封，置阴凉处保存。

（四）麻杏口服液

【组成】本品由炙麻黄、瓜蒌皮、金银花、连翘、杏仁、枇杷叶、黄芩、石膏、甘草9味药材配制而成。

【功能与主治】清热化痰，宣肺平喘。用于治疗外感发热、咳喘等症。

【用法用量】口服。一次10~20ml，一日3次。

【注意事项】糖尿病患者慎用。

【贮藏】密闭，置阴凉处保存。

第十二节　消化系统疾病制剂

消化系统的主要功能包括摄入、容纳和消化食物、吸收营养、排出废物，其分泌、吸收和运动的调节主要通过神经和激素体液系统的双重整合调控来实现。消化系统疾病多数为常见病和多发病，包括消化性溃疡，胃食管反流病，上消化道出血，急性胰腺炎，炎症性肠病，急、慢性肝炎，急、慢性胆囊炎等。药物治疗为主要手段。中药制剂在治疗急、慢性胃炎，慢性萎缩性胃炎，胃溃疡，十二指肠球部溃疡，十二指肠球炎，胃肠运动障碍性疾病（功能性消化不良、胃食管反流病、胃轻瘫、胃下垂等）上具有独特的优势，而化学制剂多用于对症解痉，导泻，利胆，矫味和胃肠排气等。

本节主要介绍乌甘胶囊、复方枳术胶囊等9种中药制剂及复方颠茄合剂等4种化学制剂。

（一）乌甘胶囊

【组成】本品由海螵蛸、甘草 2 味药材配制而成。

【功能与主治】收敛止血，制酸止痛，解痉敛疮。用于治疗胃溃疡、十二指肠球部溃疡及慢性胃炎等。

【用法用量】饭前 1h 温开水送服。一次 4~5 粒，一日 3 次，1 个月为 1 个疗程，一般连服 2~3 个疗程。

【注意事项】服药期间忌食生冷、辛辣的食物。

【贮藏】密封，置阴凉干燥处保存。

（二）复方枳术胶囊

【组成】本品由白术、党参、酒大黄、代赭石、枳壳、干姜、槟榔、竹茹、黄芪、草豆蔻、沉香、甘草 12 味药材配制而成。

【功能与主治】健脾祛湿，下气化滞，消除痞满，降逆止呕，缓急止痛。用于治疗功能性消化不良、胃食管反流病、胃轻瘫、胃下垂等胃肠运动障碍性疾病。

【用法用量】口服。一次 5~10 粒，一日 3 次。

【注意事项】尚不明确。

【贮藏】密封。

（三）复方党参颗粒

【组成】本品由党参、山楂、木香、干姜、炒白术、六神曲、厚朴、延胡索、茯苓、陈皮、清半夏、青黛 12 味药材及碳酸氢钠配制而成。

【功能与主治】健脾和胃，消食止痛。用于治疗急、慢性胃炎。

【用法用量】开水冲服。一次 1 袋，一日 1~3 次。

【注意事项】尚不明确。

【贮藏】密封，置干燥处保存。

（四）胃乐舒颗粒

【组成】本品由延胡索、莱菔子、厚朴、山楂、六神曲、木香、旋覆花、香附、鸡内金、茯苓、白术、广藿香12味药材及次硝酸铋配制而成。

【功能与主治】健脾和胃，降逆止呕，消肿止痛；抗幽门螺杆菌。用于治疗慢性浅表性胃炎、慢性萎缩性胃炎、功能性消化不良、消化性溃疡、幽门螺杆菌感染。

【用法用量】口服。一次1袋，一日3次。

【注意事项】糖尿病患者慎用。

【贮藏】密闭，置阴凉干燥处保存。

（五）胃灵颗粒

【组成】本品由党参、山楂、乌梅、甘草、醋延胡索、白芍、陈皮7味药材配制而成。

【功能与主治】补脾益气，和胃生津，补气止痛。用于治疗慢性萎缩性胃炎，以及胃痛、腹痛、嗳气、食欲不振等。

【用法用量】开水冲服。一次1袋，一日2次。

【注意事项】尚不明确。

【贮藏】密闭，置阴凉干燥处保存。

（六）益胃颗粒

【组成】本品由黄芪、地黄、五味子、莪术、党参、麦冬、枸杞子、黄连、白芍、当归、延胡索11味药材配制而成。

【功能与主治】补中益气，健脾和胃，滋养胃阴，理气活血，消炎止痛。主治慢性浅表性胃炎，尤其适用于慢性萎缩性胃炎。

【用法用量】口服。一次1袋，一日2~3次，15~30日为1个疗程。

【注意事项】尚不明确。

【贮藏】密闭，置阴凉干燥处保存。

（七）芪及散

【组成】本品由黄芪、白及、木香、甘草、党参、当归、黄芩、茯苓、延胡索、煅瓦楞子10味药材配制而成。

【功能与主治】健胃止痛。用于治疗十二指肠球部溃疡、胃溃疡、十二指肠球炎。

【用法用量】饭前加水10~15ml调匀口服。一次3g，一日3次。

【注意事项】尚不明确。

【贮藏】密封。

（八）海金散

【组成】本品由海螵蛸、白芷、川贝母、鸡内金、桂枝、川楝子、延胡索、当归8味药材配制而成。

【功能与主治】健胃止血，制酸止痛，理气和中。用于治疗萎缩性胃炎、胃溃疡、十二指肠溃疡等。

【用法用量】口服。每日早饭前、晚饭后30min各服用1次，一次1袋，用温水调成糊状后服用，30日为1个疗程。

【注意事项】尚不明确。

【贮藏】避光，置阴凉干燥处保存。

（九）黄芪四君散

【组成】本品由黄芪、白术、木香、党参、当归、黄芩、茯苓、延胡索、甘草9味药材配制而成。

【功能与主治】健胃止痛。用于治疗慢性浅表性胃炎。

【用法用量】饭前加水10~15ml调匀口服。一次3g，一日3次。

【注意事项】尚不明确。

【贮藏】密封保存。

（十）复方颠茄合剂

【组成】本品由颠茄酊、复方樟脑酊、聚山梨酯-80和纯化水配制而成。

【作用与用途】主要用于：①胃及十二指肠溃疡，轻度胃肠、平滑肌痉挛，以及胆绞痛、输尿管结石等引起的疼痛。②缓解胃炎及胃痉挛引起的呕吐和腹泻。③迷走神经兴奋导致的多汗、心率减慢、头晕等。

【用法用量】口服。一次5~10ml，一日3次；或遵医嘱。

【注意事项】①对本品过敏者、哺乳期妇女、前列腺肥大、青光眼及心动过速患者禁用。②本品对下列患者慎用：孕妇及高血压患者、心脏病患者、反流性食管炎患者、胃肠道阻塞性疾患患者、溃疡性结肠炎患者、甲状腺功能亢进患者。③腹泻早期或腹胀者不宜使用。④本品不宜与胃肠促动力剂（甲氧氯普胺等）合用。⑤本品不良反应：常见口干、口鼻咽喉及皮肤干燥、潮红、视力模糊、出汗减少、便秘、排尿困难（尤其老年患者）、腹胀；少见眼压升高、眼痛、过敏性皮疹及疱疹；偶有恶心及胃肠道反应。⑥超常规用量时可引起心悸、视物模糊、头晕等，中毒量可引起神志不清、谵妄、躁动、幻觉，类似阿托品中毒。⑦本品服用后产生的口干，系颠茄抑制腺体分泌所致，故应多饮水。⑧本品长期使用有耐受与成瘾的危险。

【贮藏】密闭保存。

（十一）薄荷水

【组成】本品由薄荷素油、聚山梨酯-80、苯甲酸和纯化水配制而成。

【作用与用途】祛风，行气。用于矫味和胃肠排气。

【用法用量】口服。一次 10~15ml，一日 3 次；或遵医嘱。

【注意事项】①对本品过敏者禁用。②如发生浑浊、沉淀、霉变、异臭，不得服用。

【贮藏】遮光，密封，置阴凉处保存。

（十二）硫酸镁口服溶液

【组成】本品由硫酸镁、纯化水配制而成，浓度为 50%。

【作用与用途】①口服用于导泻，利胆。50% 硫酸镁溶液口服不吸收，在肠内形成一定的渗透压，使肠内保有大量水分，刺激肠道蠕动而排便。临床常用于肠道检查或术前准备，清除肠道内毒物，亦用于某些驱虫药的导泻。②外敷患处，能消炎去肿，用于对症处理非高渗性药物外渗引起的静脉炎。湿敷消肿的作用原理：50% 硫酸镁口服溶液对组织液而言为高渗溶液，局部湿敷可产生高渗透压，在短时间内可吸出肿胀部位的组织水肿液，从而减轻水肿对局部组织的损伤，起到局部治疗作用。热敷消肿的作用原理：钙离子参与平滑肌收缩，硫酸镁可通过拮抗钙离子舒张皮肤及皮下组织血管平滑肌，降低毛细血管血压，从而减轻局部渗出及水肿，而热敷则起到促进硫酸镁扩散吸收的作用。

【用法用量】①口服。导泻：清晨空腹服用，一次 10~40ml；利胆：饭前服用，一次 4~10ml，一日 3 次。②外敷。冷敷时，直接用本品贴敷患处，每次 15min 左右，每日外敷的次数根据药物外渗引起炎性反应轻重而灵活掌握。热敷时，取适量加热至 40℃ 左右，浸泡纱布块，取出后稍拧干（以不滴水为度），敷盖在患处，再覆上一层塑料薄膜（如保鲜膜），还可再用热水袋按压以加强保温。

【注意事项】①肠道急性出血者、经期妇女、孕妇、急腹症患者禁用本品导泻。②本品肾功能不全者、低血压患者及老幼患者慎用。③本品能加强抑制中枢神经药物如苯巴比妥、氯丙嗪等的作用，故服用中枢抑制药中毒需导泻时，应改用硫酸钠；与四环素合用，可形成不吸收性复合物，故服用四环素后 1~3h 内忌用本品；与氯氮草、氯丙嗪、双香豆素、地高辛、异烟肼等并用，可降低后者药物的作用；与神经-肌肉拮抗药同用时，可发生严重的神经-肌接头冲动传递停顿。④使用本品可产生嗳气、腹痛，食欲减退，过量应用时可出现中毒症状，如弛缓性麻痹、低血压、呼吸麻痹、抑制心脏、无反射、昏睡甚至致死。⑤肾功能不全或用量过大易发生高镁血症。⑥本品致泻作用一般于服药后 2~8h 内出现，宜早晨空腹服用，大量饮水以加速导泻并防止脱水。⑦本品使用前若发现药液浑浊或有异物、包装破损，切勿使用。⑧药液外渗对组织刺激性较强者，早期（药物外渗发生 6h 内）先给予冷湿敷，可使局部血管收缩，减轻局部水肿和药物的扩散，抑制外渗药物在组织细胞内代谢，从而减轻局部组织的损害；后期（24h 后）停止冷湿敷，适当给予热敷。⑨药液外渗对组织刺激性小、容易吸收者，可采用热湿敷，减轻局部渗出及水肿。⑩高渗液外渗可用硫酸镁湿敷，因为硫酸镁本身就是高渗液体，对高渗液渗漏者，可加重组织脱水。

【贮藏】密闭保存。

（十三）硫酸镁冲洗剂

【组成】本品由硫酸镁、注射用水配制而成，浓度为 33%。

【作用与用途】用于十二指肠引流。用导管直接灌入十二指肠，可刺激十二指肠黏膜，反射性地引起总胆管括约肌松弛，胆囊收缩，促使胆囊排空，产生利胆作用。临床用于治疗阻塞性黄疸及慢性胆囊炎。

【用法用量】一次灌入 50ml，一日 3 次。

【注意事项】①肾功能不全患者、老幼患者慎用。②使用本品可产生嗳气、腹痛、食欲减退，过量时可出现中毒症状，如弛缓性麻痹、低血压、呼吸麻痹、抑制心脏、无反射、昏睡，甚至致死。③使用前若发现药液浑浊或有异物、包装破损，切勿使用。

【贮藏】密封保存。

第十三节　口腔用制剂

口腔用制剂主要用于牙科手术防腐、收敛、止血、止痛，或塑化、填充、固定等；或者用于牙龈炎、口腔炎、咽喉炎、扁桃体炎等治疗。

以口腔溃疡为例，它属于临床常见溃疡性损伤病症，在发作过程中口腔局部可感到明显灼痛，严重时还将影响患者说话、饮食等，进而给日常生活、学习、工作及训练等带来很多不便，此时可选用具有消炎、抗菌作用的含漱液等口腔用制剂。在含漱期间通过口腔肌肉运动可形成一定压力，进而使药液在口腔中不断流动、振荡，与溃疡部位充分接触而发挥治疗作用。

本节主要介绍常用的多聚甲醛牙髓失活剂、复方替硝唑溶液、复方硼砂溶液、复方碘甘油、复方三七漱口液等13种常用制剂。

（一）牙周塞糊剂

【组成】本品由粉剂（氧化锌、松香粉、鞣酸）、液剂（橄榄油、丁香油）配制而成。

【作用与用途】防腐，收敛，止血，止痛，固定牙齿。用于牙周袋刮治术、翻瓣术或牙龈切除术后保护创面。

【用法用量】临用前取粉剂、液剂适量调成糊状，及时封于用药部位即可。

【注意事项】①本品中的氧化锌有收敛及一定的消毒防腐作

用，丁香油与氧化锌相混合，在剂型中充当骨架作用，同时可增加剂型的黏稠度及黏附力，并有缓释作用。一般要求氧化锌颗粒极细，允许含极微量的水分（不超过0.5%）。松香可增加抗压强度和减少脆性，但松香粉易结块，配制贮存时均应注意防热防潮，并应选用医用品，风化变质者不宜使用。②本品应对原料进行灭菌处理，在无菌操作条件下配制。

【贮藏】粉剂：密闭，置干燥处保存；液剂：遮光，密闭保存。

（二）牙髓塑化剂

【组成】本品由A液（甲酚、甲醛溶液、乙醇）、B液（间苯二酚、纯化水）、C液（氢氧化钠、纯化水）配制而成。

【作用与用途】塑化，渗透，抑菌。用于坏死性牙髓炎根管内残髓的塑化，以及细小弯曲和不通畅的根管充填。

【用法用量】由医师掌握使用。临用时A、B、C液按适当比例（6∶3∶1）调配，待溶液开始变稠，可拉成丝时，渗入根管内。

【注意事项】①A液有特臭；A、B液中含酚类物质易被氧化，应遮光，密闭，置阴凉处保存；氢氧化钠溶解时放热，有强腐蚀性，应注意安全操作。②3种溶液均不稳定，不易久贮。③本品可使牙变色，不宜应用于前牙。

【贮藏】A、B液：遮光，密闭，置阴凉处保存；C液：置塑料瓶或内壁烫有硬石蜡的橡胶塞玻璃瓶内，密闭保存。

（三）多聚甲醛牙髓失活剂

【组成】本品由多聚甲醛、盐酸可卡因、石棉粉、白凡士林、食品蓝配制而成。

【作用与用途】破坏牙髓神经纤维素及髓鞘，使牙髓细胞坏死和止痛、防腐。用于牙髓失活。

【用法用量】外用。封药时间约为7日。由医师掌握使用。

【注意事项】①本品为不含毒药砷的失活剂，毒副作用小，使用安全。多聚甲醛为甲醛的聚合体，甲醛浓度为95%，为白色晶体，微溶于水，在温水中溶解度可稍增加，不溶于乙醇、乙醚，它的牙髓失活作用是由于缓慢、持续地释放出甲醛，渗入牙髓组织内，使牙髓血管的神经末梢麻痹，血管扩张充血，形成血栓，而致牙髓坏死。多聚甲醛还具有脱水作用，可使牙髓呈干尸化，其作用缓慢而温和，封药7日后方能奏效，且多用于乳牙或根管上尚有活力的部分坏疽。②白凡士林的用量随季节气温变化而变动，一般冬季多夏季少。

【贮藏】密闭，置阴凉处保存。

（四）甲硝唑漱口液

【组成】本品由甲硝唑、羟苯乙酯、薄荷醑、纯化水配制而成。

【作用与用途】抗厌氧菌。用于防治厌氧菌口腔感染。

【用法用量】漱口，每日2~3次。

【注意事项】①本品仅供漱口，切勿咽下。②孕妇及哺乳期妇女慎用。

【贮藏】密闭，遮光，置阴凉处保存。

（五）复方替硝唑溶液

【组成】本品由替硝唑、醋酸氯己定、甜叶菊苷、纯化水配制而成。

【作用与用途】抗厌氧菌。用于治疗口腔厌氧菌感染及其他细菌感染引起的咽峡炎、牙周炎及口腔溃疡等。

【用法用量】含漱。每4h含漱1次，每次10~15ml。

【注意事项】①本品仅供含漱，切勿咽下。②肝功能不全患者慎用。③本品用药期间如出现运动失调或其他中枢神经系统症状时，应及时停药。④儿童误服后，可出现类似酒精中毒症状（如口齿不清、嗜睡、步态摇晃等），故应置于儿童接触不到的地方。

【贮藏】遮光，密闭保存。

（六）复方硼砂溶液

【组成】本品由硼砂、碳酸氢钠、液化苯酚、甘油、纯化水配制而成。

【作用与用途】消毒，防腐。用于治疗口腔炎、咽喉炎及扁桃体炎等。

【用法用量】含漱（若为5倍浓度复方硼砂溶液，应加5倍量温水稀释后使用），一日数次。

【注意事项】①本品仅供含漱，切勿咽下。②小儿、老年人、孕妇及哺乳期妇女慎用，儿童必须在成人监护下使用。③使用时应避免接触眼睛。④误服后可引起局部组织腐蚀，吸收后可发生急性中毒，早期症状为呕吐、腹泻、皮疹以及中枢神经系统先兴奋后抑制等症状，一旦发生上述情况应立即就医。⑤本品应置于儿童接触不到的地方。⑥当性状发生改变时应禁用。

【贮藏】遮光，密闭保存。

（七）复方硼砂漱口片

【组成】本品由硼砂、碳酸氢钠、氯化钠、麝香草酚、苋菜红、乙醇、蔗糖粉、交联聚维酮、硬脂酸镁配制而成。

【作用与用途】防腐，消炎。本品水溶液用于治疗口腔炎、喉炎及扁桃体炎等。

【用法用量】漱口，每片加入温开水60~90ml，溶解后含漱。

【注意事项】①本品禁用于大面积黏膜损害的患者。②本品切勿口服，幼儿使用应特别注意，以免发生中毒。③本品与生物碱盐、氯化汞、硫酸锌和其他金属盐有配伍禁忌。

【贮藏】密封保存。

（八）复方碘化锌甘油涂剂

【组成】本品由碘化锌、碘、甘油、纯化水配制而成。

【作用与用途】防腐，收敛。用于治疗齿龈炎、牙间乳头炎、冠周炎及牙周袋的炎症，也可用于根管消毒。

【用法用量】外用。涂擦患处，一日数次。

【注意事项】①本品对黏膜刺激性大，用时避免与正常黏膜接触。②少数患者对碘有过敏反应，用药前须询问过敏史，用药期间须注意观察。

【贮藏】避光，密闭，置阴凉处保存。

（九）复方碘甘油

【组成】本品由碘、碘化钾、薄荷油、乙醇、甘油、纯化水配制而成。

【作用与用途】消毒，防腐。用于治疗口腔黏膜及齿龈感染。

【用法用量】外用。涂患处。

【注意事项】①碘为灰黑色有金属光泽的结晶，能生成紫色蒸汽挥散，而且难溶于水，可溶于乙醇，易溶于碘化物水溶液中。配制时应先将碘化钾溶解，然后加入适量的甘油。②本品如需稀释，应选用甘油，不可使用水，以免增加刺激性。

【贮藏】避光，密封保存。

（十）复方丁香油涂剂

【组成】本品由水合氯醛、樟脑、丁香油、乙醇配制而成。

【作用与用途】止痛。用于龋齿痛。

【用法用量】用药棉蘸取药液，塞入龋齿窝内。

【注意事项】①本品不可咽下，用后应漱口。②本品禁与碱性药物配伍，以防分解。

【贮藏】避光，密封，置阴凉处保存。

（十一）复方呋喃西林糊

【组成】本品由呋喃西林、盐酸丁卡因、氢化可的松、西黄蓍胶、薄荷脑、纯化水配制而成。

【作用与用途】抗菌，消炎。用于治疗口腔黏膜溃疡及口腔各种炎症，对其他部位的黏膜疾病亦有效。

【用法用量】口腔黏膜涂抹，每日 3 次。

【注意事项】尚不明确。

【贮藏】遮光，密闭，冷藏保存。

（十二）复方三七漱口液

【组成】本品由三七、醋酸氯己定配制而成。

【功能与主治】散瘀止血，消肿定痛。用于口腔炎、牙龈炎、牙周肿痛、咽喉炎、牙龈出血等常见病的防治。

【用法用量】含漱，一次 15~20ml，一日数次，含漱 1min 后吐出。

【注意事项】本品仅供含漱，切勿咽下。

【贮藏】密闭保存。

（十三）复方麦冬咽炎合剂

【组成】本品由麦冬、玉竹、粉葛、知母、玄参 5 味药材配制而成。

【功能与主治】养阴清肺，利咽生津。治疗各种急、慢性咽炎。

【用法用量】口服。一次 10ml，一日 3 次。

【注意事项】尚不明确。

【贮藏】密封，置阴凉干燥处保存。

第十四节　眼用制剂

眼是人体中最精密的器官之一，具有独特的解剖学和生理学特点。通常以晶状体平面为界，将眼分为眼前段和眼后段，眼前段包含角膜、结膜、巩膜、虹膜、瞳孔、睫状体和房水，眼后段包含晶状体、玻璃体、视网膜、脉络膜、视神经和相关脉管系统。常见的眼部疾病，也对应分为眼前段疾病和眼后段疾病。眼前段的常见病变有过敏性结膜炎、干眼症、白内障、青光眼等，眼后段的常见病变有巨细胞病毒性视网膜炎、年龄相关性黄斑变性、糖尿病性黄斑性水肿、葡萄膜炎症等。眼部疾病严重者不仅会影响人们的生活质量，也会给正常的学习、工作、训练及遂行任务带来诸多不便，甚至还可能导致失明。

眼部疾病的给药方式多种多样，但由于血－房水屏障的存在，全身给药往往难以使药物在眼内达到有效浓度。眼用制剂可直接与眼球接触，能够克服血－房水屏障的阻碍，通常小剂量即可达到较高的局部浓度，从而发挥局部治疗作用，具有使用简单、患者顺应性好、成本较低等优点。

本节简要介绍眼用制剂的给药方法、使用的注意事项，并列举 14 种常用的眼用制剂。

一、眼用制剂的给药方法

给药时，可取仰卧位或坐位，头后仰，眼睛睁开向上看；用拇指和食指轻轻地将下眼睑向下拉，露出红色的结膜部分，形成小囊，见图 7-6；一般用右手持眼用制剂瓶，距离眼眶 1~2cm 处给药。

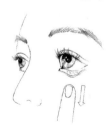

图 7-6 向下拉眼睑形成小囊

　　对于滴眼剂，按照说明书用法用量或处方的滴数，向结膜囊内滴入，见图 7-7；然后轻轻闭上眼睛，尽量不要眨眼或揉眼睛，用一个手指轻轻按压鼻侧眼角 1~2min，防止药液从眼睛表面通过鼻泪管流入鼻腔和口腔，见图 7-8；再用干净的纱布或棉签擦去眼外流出的药液。

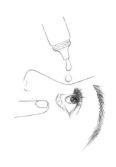 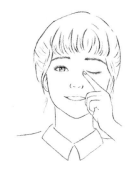

图 7-7　向结膜囊内滴入　　　图 7-8　手指轻轻按压鼻侧眼角

　　对于眼膏剂，按照说明书用法用量挤出一定量的眼膏，并使之成线状，向结膜囊内放入，见图 7-9；然后轻轻闭上眼睛，并转动眼球数次，使药膏尽可能均匀分散。

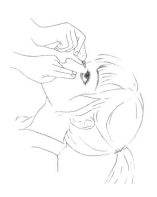

图 7-9　挤出眼膏使成线状

二、眼用制剂的使用注意事项

眼用制剂是经过无菌处理的制剂，较为常用的剂型有滴眼剂和眼膏剂，临床使用时应遵循以下原则。

（1）首先要注意核对眼用制剂的名称，检查是否在有效期内，对于滴眼剂应查看有无变色、变浑、絮状物或其他污浊物等。

（2）给药前须先清洁手，如果眼内有分泌物，应使用清洁的生理盐水冲洗结膜囊。

（3）开启眼用制剂后，瓶盖口应朝上放，避免受到污染。

（4）给药时注意瓶口或药膏管不要触及眼睑，防止污染药物。

（5）需要注意的其他事项：①如果双眼均需用药，应遵循"先健眼，后病眼；先轻眼，后重眼"的用药原则。②如果联合使用多种滴眼剂，应按照说明书用法或者遵医嘱用药。一般先用刺激性弱的滴眼剂，再用刺激性强的滴眼剂，而且间隔时间在5~10min。③眼膏剂用药后可能发生短暂的视力模糊，为避免不便，一般建议先用眼药水再点眼膏；白天使用眼药水，晚上睡前涂眼膏，以免影响视物。④滴眼剂用药后可能会感到口苦，不必过于惊慌，这是因为少部分药液从眼睛表面通过鼻泪管流入鼻腔和口腔。⑤眼用制剂使用后，如果感到视力变差，眼部刺激、痒或灼热等不适症状，应立即停用，并及时告知或咨询医师或药师。⑥对于抗菌药物类、激素类眼用制剂，不宜大量、长期使用，以免出现不良反应。与抗菌药物有关的不良反应有局部的眼毒性和过敏反应，包括眼睑刺痒、水肿、结膜充血等；而与激素成分有关的不良反应主要包括眼内压升高、视神经损害、后囊下白内障形成和伤口愈合延迟等。⑦眼用制剂的有效期是不等同于使用期的。开封后一般不超过1个月，而且不用时应拧紧瓶盖，并将其妥善放置在阴凉、干燥的地方保存，以免失效。由于眼用制剂是眼部专用药物，对药物的要求更高，内容药物必须无菌，如果存放太久，可能滋生细菌和病原微生物，反而造成眼部感染。

三、眼用制剂举例

（一）硝酸毛果芸香碱滴眼液

【组成】本品由硝酸毛果芸香碱、氯化钠、羟苯乙酯、注射用水配制而成。

【作用与用途】拟胆碱药，具有缩瞳、降低眼压的作用。用于治疗青光眼，及作为阿托品的对抗剂。

【用法用量】滴眼。一次1~2滴，一日2~3次。

【注意事项】①支气管哮喘、急性结膜炎、角膜炎或其他不应缩瞳的眼病患者慎用，急性虹膜炎患者禁用。②药物吸收后可引起全身反应，如肌肉震颤、恶心、呕吐和腹泻、呼吸困难、哮喘、多汗、流涎等；也可引起眼局部反应，如视力模糊、眼痛、眉间痛、头痛和眼刺激症状等；在滴入眼内的几个月内，还可引起近视，故最好在睡前使用；如出现流涎、发汗、恶心、呕吐、腹泻等毒性反应，可给予阿托品类抗胆碱药。③本品与碘化物、硼砂、鞣酸及多种碱金属类有配伍禁忌，与阿托品同时应用可干扰本品的抗青光眼的作用。④本品为毒药，配制和贮存时应严加管理。

【贮藏】遮光，密闭保存。

（二）氢溴酸后马托品眼膏

【组成】本品由氢溴酸后马托品、灭菌注射用水、眼膏基质配制而成。

【作用与用途】抗胆碱药，具有扩张瞳孔、调节麻痹的作用。用于检查眼底，测定屈光度。

【用法用量】涂于眼睑内适量；或遵医嘱。

【注意事项】①个别患者在使用后会出现结膜轻度充血，但短时间内便可消失。②本品遇光易变质，水溶液遇碱性盐或碱性物质即析出游离的后马托品，遇高温易水解产生莨菪醇及杏仁酸，使药效降低。

【贮藏】密闭，遮光，置阴凉处保存。

（三）氢溴酸后马托品滴眼液

【组成】本品由氢溴酸后马托品、氯化钠、注射用水配制而成。

【作用与用途】抗胆碱药，具有扩张瞳孔、调节麻痹的作用。① 1% 溶液：用于散瞳，以检查眼底。② 2% 溶液：用于麻痹睫状肌，以测定屈光度。

【用法用量】滴眼。一次 2~3 滴；或遵医嘱。

【注意事项】①婴幼儿和青光眼患者禁用。②本品滴眼后可能发生发热、口干、幻觉、意识模糊等症状；个别患者使用本品可引起结膜轻度充血，但短时间内便可消失。③本品遇光易变质，在碱性条件下易析出沉淀，应新鲜配制。

【贮藏】密闭，遮光，置阴凉处保存。

（四）硫酸阿托品滴眼液

【组成】本品由硫酸阿托品、氯化钠、注射用水配制而成。

【作用与用途】抗胆碱药，具有散瞳、麻痹睫状体的作用。用于散瞳检查眼底及验光，也用于治疗深层角膜溃疡、角膜炎、虹膜睫状体炎等。

【用法用量】滴眼。一次 1~2 滴；或遵医嘱。

【注意事项】①青光眼患者禁用。②本品长期应用可产生局部刺激作用，导致滤泡性结膜炎、血管充血、水肿、眼睑皮肤湿疹等局部过敏反应，这是由硫酸阿托品与泪液中的蛋白质形成的混合物引起的。

【贮藏】密闭保存。

（五）盐酸丁卡因滴眼液

【组成】本品由盐酸丁卡因、氯化钠、注射用水配制而成。

【作用与用途】局部麻醉药，对黏膜有良好的穿透作用。用于表面麻醉，也用于眼压测量、眼部手术、角膜异物剔除等操作前麻醉。

【用法用量】滴眼。一次1~2滴。

【注意事项】①本品浓度过高（超过1%）、用量过大时，可能使角膜再生减慢，产生角膜干燥或水肿，甚至使角膜上皮发生损伤脱落。②对本品过敏者，可发生流泪、羞明、结膜水肿等。③长期使用本品，可能发生局部过敏反应，如眼睑水肿、湿疹、睑缘炎等。

【贮藏】遮光，密闭保存。

（六）盐酸丁卡因滴眼膏

【组成】本品由盐酸丁卡因、灭菌注射用水、眼膏基质配制而成。

【作用与用途】局部麻醉药。用于眼部手术后或电光性眼炎的止痛。

【用法用量】涂入眼睑内。用量遵医嘱。

【注意事项】①因盐酸丁卡因易被黏膜吸收，眼球穿透性外伤或外伤面积较大、较深者慎用，以免出现中毒症状。②长期应用本品可能发生局部过敏反应，如眼睑水肿、湿疹及眼睑炎等。

【贮藏】密闭，置冷处保存。

（七）乙二胺四乙酸二钠滴眼液

【组成】本品由乙二胺四乙酸二钠、氯化钠、碳酸氢钠、羟苯乙酯、注射用水配制而成。

【作用与用途】金属离子络合剂。用于石灰烧伤引起的角膜钙质沉着及角膜带状变性。

【用法用量】滴眼或洗眼。用量遵医嘱。

【注意事项】①本品使用后可能引起暂时性轻度角膜、结膜水肿及虹膜充血，眼内金属离子清除后应及时停用。②本品在配制和贮存过程中，忌与金属器皿接触，避免药效降低。

【贮藏】密闭保存。

（八）荧光素钠滴眼液

【组成】本品由荧光素钠、碳酸氢钠、注射用水配制而成。

【作用与用途】诊断用药。用于角膜损伤、角膜溃疡和异物的诊断。

【用法用量】滴眼。一次1~2滴。

【注意事项】①本品滴眼后5min用灭菌氯化钠溶液冲洗，可见病变处或异物周围有一黄绿色荧光环，角膜溃疡呈绿色，角膜缺损呈黄色，以明确定位和诊断。②本品系眼角膜损伤用药，应严防细菌感染，启封后不宜多次使用。③本品对少数患者可发生过敏性反应。

【贮藏】密闭保存。

（九）羧甲基纤维素钠滴眼液

【组成】本品由羧甲基纤维素钠、羟苯乙酯、注射用水配制而成。

【作用与用途】润滑眼球。作为眼底接触镜检查时的润滑剂，用于治疗眼球干燥症。

【用法用量】滴眼。一次1~2滴；或遵医嘱。

【注意事项】①对本品过敏者禁用，过敏体质者慎用；孕妇、哺乳期妇女、老年人和儿童患者应在医师指导下使用；儿童患者还必须在成人监护下使用。②本品仅供外用，当性状发生改变时，如药液变色或混浊等，应禁止使用。③为防止污染，勿将瓶嘴触及任何物体表面，不可重复使用，用后即弃。④如正在使用其他药品，使用前请咨询医师或药师。⑤由于羧甲基纤维素钠具有药理学惰性，并且预计不会被全身吸收，因此本品在眼部的局部过量预计不会导致全身中毒。如果应用时感觉眼痛、视力改变、眼睛持续充血或有刺激感、症状加重，或症状持续72h以上，则应停止用药并咨询医师或药师。⑥本品须放在儿童接触不到的地方。

【贮藏】密闭，置阴凉处保存。

（十）人工泪滴眼液

【组成】本品由氯化钠、氯化钙、氯化钾、葡萄糖、碳酸氢钠、甲基纤维素、羟苯乙酯、注射用水配制而成。

【作用与用途】代替泪液，润滑眼球。用于缺少或无泪液的患者，或用于治疗干燥性角膜炎、结膜炎及实质性眼干燥症。

【用法用量】滴眼。一次2~3滴，一日3~4次。

【注意事项】本品宜新鲜配制。

【贮藏】密闭保存。

（十一）盐酸环胞苷眼膏

【组成】本品由盐酸环胞苷、眼膏基质配制而成。

【作用与用途】抗病毒。用于治疗上皮浅层型单纯疱疹病毒性角膜炎、实质层单纯疱疹病毒性角膜炎及虹膜炎。

【用法用量】涂入眼睑内。一日2~3次。

【注意事项】应用本品时应同时应用抗生素，以防细菌感染。

【贮藏】遮光，置凉处保存。

（十二）环孢素滴眼液

【组成】本品由环孢素、注射用中链脂肪酸甘油酯（MCT）、蓖麻油、蛋黄卵磷脂（Lipoid E80）、聚山梨酯-80、苯扎溴铵、油酸钠、甘油、维生素 E、注射用水配制而成。

【作用与用途】① 0.05% 溶液：增加泪液的生成。适用于泪液产生受到抑制患者，减轻眼部干燥引起的灼热感、刺激感等不适症状，保护眼球免受刺激。② 1% 溶液：抗排异。用于预防和治疗眼角膜移植术后的免疫排斥反应。

【用法用量】① 0.05% 溶液：滴入眼内，一次 1 滴，一日 2 次。② 1% 溶液：角膜移植伤口愈合后使用。滴入结膜囊内，每次 1~2 滴，每日 3~4 次。

【注意事项】①本品儿童用药须在成人监护下使用，须放在儿童接触不到的地方。②本品仅供外用，为避免眼睛受伤和污染，请小心不要将药瓶尖端接触眼睛或其他表面。③本品低温贮存时，有凝固倾向，可呈轻微凝固状或轻微烟雾状，或有少量絮状物，如果出现这些情况，使用时将本品放置在室温下（25~30℃），并轻微振摇直至固体消失。本品呈凝固状或烟雾状，或有少量絮状物并不影响药物质量。④角膜移植术后如发生植片排斥反应，临床医生可视排斥反应的轻重不同适当增加本品（1% 溶液）的滴眼次数。⑤ 1% 溶液与糖皮质激素联合应用时，应注意逐渐调整糖皮质激素的给药剂量。⑥ 1% 溶液不具有抗感染作用，若发生感染，应立即用抗生素治疗。

【贮藏】遮光，密封，置阴凉处保存。

（十三）氯地滴眼液

【组成】本品由氯霉素、地塞米松磷酸钠、氯化钠、羟苯甲酯、羟苯丙酯、注射用水配制而成。

【作用与用途】杀菌，消炎。用于治疗急性结膜炎、角膜炎、睑缘炎。

【用法用量】滴眼。一次 1~2 滴，一日 4~6 次。

【注意事项】①对本品过敏者禁用；孕妇、哺乳期妇女及运动员慎用。②当性状发生改变时禁止使用。③本品仅供外用，滴眼时瓶口勿接触眼睛；使用后应将瓶盖拧紧，不要使瓶口接触到皮肤，以免污染。④如果 3~4 日不见症状改善，应停止使用并向医师或药师咨询。⑤若出现严重不良反应，应立即停止使用。滴眼后口腔出现苦味属氯霉素物理特性，可继续使用。⑥本品须放在儿童接触不到的地方。

【贮藏】密封，置阴凉处保存。

（十四）氯霉素滴眼液

【组成】本品由氯霉素、硼酸盐缓冲液配制而成。

【作用与用途】杀菌，消炎。用于治疗沙眼、结膜炎、角膜炎、睑缘炎等。

【用法用量】滴眼。一次 1~2 滴，一日 3~5 次。

【注意事项】①对本品过敏者禁用；孕妇、哺乳期妇女慎用。②当本品性状发生改变时禁止使用。③本品仅供外用，滴眼时瓶口勿接触眼睛；使用后应将瓶盖拧紧，不要使瓶口接触到皮肤，以免污染。④如果 3~4 日不见症状改善，应停止使用并向医师或药师咨询。⑤本品应用后可出现瘙痒、充血、皮疹等症状；滴眼后口腔出现苦味属氯霉素物理特性，可继续使用。⑥本品长期使用（超过 3 个月）可引起视神经炎或视盘炎（特别是小儿）。对于需长期应用本品的患者，应事先做眼部检查，并密切注意其视功能和视神经的状况，一旦出现炎症即停药，同时宜服用维生素 C 和维生素 B。⑦本品须放在儿童接触不到的地方。

【贮藏】遮光，密闭，置凉处保存。

第十五节　耳用制剂

临床上常见的耳部疾病有外耳道炎、急性中耳炎（细分为急性非化脓性中耳炎和急性化脓性中耳炎）、分泌性中耳炎、慢性化脓性中耳炎（细分为单纯型、骨疡型和胆脂瘤型 3 种）等，耳用制剂可用于这些疾病的局部治疗。如对于急性非化脓性中耳炎，可用具有抗炎止痛作用的滴耳剂；对于急性化脓性中耳炎，可以先清洁耳道，引流脓液，再用具有抗感染作用的滴耳剂；对于单纯型的慢性化脓性中耳炎，可先用 3% 过氧化氢溶液彻底清洗外耳道的脓液，用棉签拭干后局部使用具有抗感染作用的滴耳剂。

本节简要介绍耳用制剂的给药方法、使用的注意事项，并列举 8 种常用的耳用制剂。

一、耳用制剂的给药方法

给药时，可取侧卧或者将头部侧倾使患耳朝上，由于 3 岁以下儿童的外耳道短且直，须将耳下部轻轻向后下方拉，见图 7-10；而对于 3 岁以上儿童及成人则将耳上部轻轻向后上方拉即可使耳道变直，见图 7-11；再遵照医嘱向耳内滴入正确剂量的药液，见图 7-12。注意药瓶口不要触及外耳道口，防止污染药物。滴完后，盖好瓶盖。保持患耳朝上 5min 左右，期间可用手轻压耳郭或轻拉耳郭数次，使药液充分进入中耳，见图 7-13。

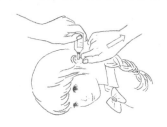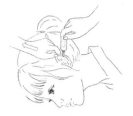

图 7-10　3 岁以下儿童的给药准备　　图 7-11　3 岁以上儿童及成人的给药准备

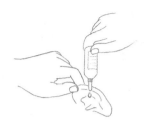 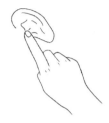

图 7-12 滴入正确的剂量图 图 7-13 用手轻压耳郭使药液充分进入中耳

关于"耳浴"治疗，简单地讲就是将耳用制剂滴入耳道，并尽量充满外耳道，一般 6~10 滴，保持这种姿势 10min，充分使药物在外耳、中耳病变处接触，然后变换体位，将药液倒出，即完成一次"耳浴"，这类似于给耳朵"泡澡"。

二、耳用制剂的使用注意事项

耳用制剂常用的剂型为滴耳液，临床使用时应遵循以下原则。

（1）首先要注意核对耳用制剂的名称，检查是否在有效期内，见图 7-14；查看药液内有无变色、浑浊等。

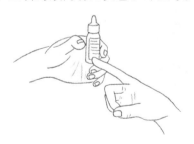

图 7-14 给药前核对有效期

（2）给药前须先清洁手，用棉签擦净耳内分泌物。如中耳炎鼓膜穿孔患者，滴药前应彻底清洗外耳道及中耳腔内的脓液及分泌物，可用 3% 过氧化氢溶液清洗，然后用消毒干棉签拭净外耳道内的脓液。

（3）开启耳用制剂后，瓶盖口应朝上放，以免受到污染。

（4）需要注意的其他事项：①对于外伤性鼓膜穿孔急性期患者，禁止使用任何水样液体滴耳，以免影响鼓膜创口的愈合，受伤后可用消毒棉球堵塞外耳道。外耳道炎和外耳道真菌病患者，应找专科医师检查，取外耳道分泌物做细菌培养和药敏试验，根据检验结果选择合适的药物，做到对症用药。②除病情需要外，应尽量避免使用耳毒性药物，如庆大霉素、链霉素等。抗菌药耳用制剂通常使用不宜超过 7 日，以免产生耐药性和二重感染。③在环境温度较低时，药液滴进耳朵可能刺激前庭系统，产生眩晕、恶心等不适，因此使用前，可将药瓶放在手掌之间前后滚动以使药液达到身体温度。如滴耳液为混悬液，用药前轻摇药瓶。④如双耳均需滴药，应间隔 10min 左右；如需使用几种耳用制剂，可间隔 1~2h 交替滴耳。一瓶滴耳剂仅供一人使用，不可多人交换使用，避免传播致病菌。用药后可能会感到口苦，不必过于惊慌，这是因为耳道与咽喉相连，少量药液会进入嘴中。⑤按照说明书将耳用制剂保存在干燥、适宜的温度下，避免光线直晒，并远离儿童放置。⑥耳用制剂的有效期是不等同于使用期的。开封后一般不超过 1 个月，而且不用时应拧紧瓶盖，并将其妥善放置在阴凉、干燥的地方保存。如果存放太久，耳用制剂可能失效，甚至滋生细菌和病原微生物。

三、耳用制剂举例

（一）氯霉素氢化可的松滴耳液

【组成】本品由氯霉素、氢化可的松、乙醇、聚乙二醇400、丙二醇配制而成。

【作用与用途】抗炎，抗过敏。用于中耳炎。

【用法用量】滴耳。一次 1~2 滴，一日 3 次；或遵医嘱。

【注意事项】①哺乳期妇女、小儿及老年患者慎用。②若用药部位发生局部皮肤过敏，皮疹加重、瘙痒，应立即停用。③本品不宜长期、大面积使用，避免造成可逆性下丘脑－垂体－肾上腺（HPA）轴的抑制，出现库欣综合征、高血糖等不良反应。④本品与林可霉素类或红霉素类等大环内酯类抗生素合用可发生拮抗作用，因此不宜联合使用。⑤本品中的氯霉素见光易变色，分解失效，宜避光保存。

【贮藏】密闭，避光，置凉处保存。

（二）克霉唑滴耳液

【组成】本品由克霉唑、甘油配制而成。

【作用与用途】抗真菌。用于治疗真菌性中耳炎、外耳道炎等。

【用法用量】滴耳。一次2滴，一日2~3次。

【注意事项】本品含有克霉唑，外用偶见局部炎症。

【贮藏】密闭保存。

（三）水杨酸滴耳液

【组成】本品由水杨酸、75%乙醇溶液配制而成。

【作用与用途】止痒，防腐，抑制真菌生长，溶解皮肤角质。用于治疗外耳道真菌感染及局部角质增生。

【用法用量】滴耳。一次2~3滴，一日3~4次；或用棉签蘸取本品擦拭耳道。

【注意事项】①本品使用时，应避免接触眼睛和其他部位的黏膜。②本品可经皮肤吸收，不宜长期使用，特别是年轻患者，不宜作大面积应用。③本品与肥皂、清洁剂、痤疮制剂、含酒精制剂等合用，会增加刺激或导致干燥。④本品中的水杨酸遇铁器呈紫堇色，遇铜变绿色，因此在制备或贮存时不得与铜、铁器接触。

【贮藏】密闭保存。

（四）麝香草酚滴耳液

【组成】本品由麝香草酚、乙醇、甘油配制而成。

【作用与用途】抗菌，抑霉，防腐。用于治疗外耳道真菌病。

【用法用量】滴耳。一日3次。

【注意事项】①孕妇、哺乳期妇女及鼓膜穿孔者禁用；有癫痫病史和心脏病史患者慎用。②本品使用过程中如有任何不适，宜停止使用，长期或者过量使用会产生如头晕目眩、头痛等副作用。

【贮藏】密封保存。

（五）硼酸甘油滴耳液

【组成】本品由硼酸、甘油、纯化水、乙醇配制而成。

【作用与用途】抑菌，防腐，消炎。用于治疗外耳道感染，急、慢性中耳炎。

【用法用量】滴耳。一次2滴，一日3次；或用于擦洗外耳道。

【注意事项】①对本品成分过敏者禁用；避免用于3岁以下的儿童；孕妇、哺乳期妇女及老年患者慎用。②本品应避免用于大面积体表，且不宜长期应用。③本品使用时，温度应接近体温，切忌接触眼睛。④滴耳时可有短时间刺痛感。

【贮藏】密闭保存。

（六）硼酸滴耳液

【组成】本品由硼酸、75%乙醇溶液配制而成。

【作用与用途】消毒，防腐。用于治疗中耳炎、外耳道炎。

【用法用量】滴耳。一次1~2滴，一日数次。

【注意事项】①对本品成分过敏者禁用；避免用于3岁以下儿童；孕妇、哺乳期妇女及老年患者慎用。②本品应避免用于大面积体表，且不宜长期应用。③本品置于低于15℃环境放置易析出结晶，需微温溶解后使用。

【贮藏】密闭保存。

（七）苯酚甘油滴耳液

【组成】本品由苯酚、甘油配制而成。

【作用与用途】消毒，防腐。用于治疗未穿孔的外耳道炎。

【用法用量】滴耳。一次数滴，一日 3~4 次。

【注意事项】①本品不得用水稀释，忌与铁器接触。②本品变红时应停止使用。③本品有腐蚀性、毒性，不宜长期应用，且可引起新生儿黄疸。

【贮藏】遮光，密闭保存。

（八）碳酸氢钠滴耳液

【组成】本品由碳酸氢钠、甘油、纯化水配制而成。

【作用与用途】软化耵聍（耳垢）。用于治疗外耳道耵聍栓塞。

【用法用量】滴耳。一次 2~3 滴，一日 3~4 次。

【注意事项】①外耳道有炎症时，慎用。②本品中含有碳酸氢钠，配制时温度不宜超过 40℃，搅拌宜轻，以免加速分解。③水溶液易分解逸出二氧化碳，碱性增强，不宜久贮，应新鲜配制。

【贮藏】密闭保存。

第十六节 鼻用制剂

鼻用制剂常用剂型有滴鼻剂和喷鼻剂，如盐酸麻黄碱滴鼻液、复方呋喃西林滴鼻液、复方薄荷脑滴鼻液、复方环丙沙星滴鼻液、布地奈德鼻喷剂、糠酸莫米松鼻喷雾剂和丙酸氟替卡松鼻喷剂等。

本节简要介绍鼻用制剂的给药方法、使用的注意事项，并列举 9 种常用的鼻用制剂。

一、鼻用制剂的给药方法

给药时，可取坐位或卧位姿势。坐位时应使身体靠在椅子背上，头向后仰，使鼻孔朝上；仰卧于床上，肩上垫一个软枕，头尽量后仰，使鼻腔低于口咽部。

对于滴鼻剂，头后倾，用手指轻轻推起鼻尖部，将药液顺着鼻孔一侧慢慢流下，以免药液直接流入咽部而苦味难忍。向鼻中滴入处方规定的剂量；滴药时，注意滴管不要碰到鼻部，以免污染药液及损伤鼻黏膜。滴完后，保持后倾姿势 5~10s，同时轻轻用鼻吸气 2~3 次。

对于喷鼻剂，用前须轻轻振摇使其混匀，并试喷，见图 7-15。头不要后倾，将喷嘴插入鼻子，但要尽量避免接触鼻黏膜，并在按压喷雾器的同时吸气，见图 7-16。在抽出喷雾器之前，要始终按压喷雾器，以防鼻中的黏液和细菌进入药瓶，见图 7-17。在一侧和双侧鼻孔中喷药后，轻轻地用鼻吸气 2~3 次。

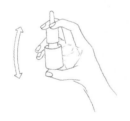

图 7-15　用前须轻轻振摇使其混匀并试喷

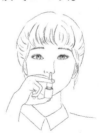

图 7-16　将喷嘴插入鼻子，但要尽量避免接触鼻黏膜

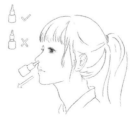

图 7-17　抽出喷雾器之前始终按压喷雾器，以防鼻中的黏液和细菌进入药瓶

二、鼻用制剂的使用注意事项

临床使用鼻用制剂时应遵循以下原则：

（1）首先要注意核对鼻用制剂的名称，检查是否在有效期内，对于滴鼻剂应查看有无变色、浑浊等。

（2）给药前须清洁双手，擤出、排净鼻腔内的分泌物，见图7-18。如果鼻腔有干痂，可用温盐水清洗，待干痂变软取出后再滴药，注意动作要轻柔，避免损伤鼻黏膜。

（3）开启鼻用制剂后，瓶盖口应朝上放，以免受到污染。

（4）给药期间，尤其对于喷鼻剂，应定期清洁药瓶上部的塑料部分，打开瓶盖，扭开白色喷头，在温水中清洗塑料部分，见图7-19；在空气中晾干，然后重新装上药瓶。

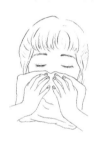 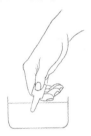

图7-18　给药前排净鼻分泌物　　**图7-19　清洁喷鼻剂药瓶上部的塑料部分**

（5）需要注意的其他事项：①有高血压、闭角性青光眼、冠状动脉粥样硬化性心脏病、甲状腺功能亢进患者慎用血管收缩剂类鼻用制剂。婴幼儿尽量不用，因为其鼻黏膜娇嫩，易受刺激，且会影响其发育。②若同时使用几种鼻用制剂时，可按减充血剂、抗组胺剂、抗感染药、糖皮质激素类药的顺序给药，每种之间最好隔开一定的时间，以免互相影响药效。③给药后，如果鼻腔内有分泌物流出，可擦拭干净，然后再给药一次。④滴鼻剂用药后可能会感到口苦，不必过于惊慌，这是因为少部分药液流入咽后部，滴药后可用清水漱口，清除咽部残留药液。⑤鼻用制剂应遵医嘱用药，不宜过量和过勤使用，也不宜长期使用，否则会导致鼻黏膜受损，甚至引起药物性鼻炎。对于中、重度的炎症，用药疗程很重要，不可擅自停药。⑥鼻用制剂的有效期是不等同于使用期的。开封后一般不超过1个月，使用完毕或者不用时应拧紧瓶盖，妥善放置在阴凉、干燥的地方保存。如果存放太久，鼻用制剂可能失效，甚至滋生细菌和病原微生物。此外，对于无法短时间内用完的，最好在包装上面注明开启日期，在下一次使用时核验是否超过使用期限，避免发生不良反应。

三、鼻用制剂举例

（一）盐酸麻黄碱滴鼻液

【组成】本品由盐酸麻黄碱、氯化钠、纯化水配制而成。

【作用与用途】收缩血管。用于治疗鼻黏膜充血，急、慢性鼻炎，鼻窦炎及慢性肥大性鼻炎。

【用法用量】滴鼻。一次1~2滴，一日3~4次。

【注意事项】①孕妇、儿童、运动员、糖尿病患者及鼻腔干燥者慎用。②本品连续使用一般不宜超过7日。③本品在开盖后使用一般不超过4周。

【贮藏】遮光，密闭保存。

（二）扑麻滴鼻液

【组成】本品由马来酸氯苯那敏、盐酸麻黄碱、氯化钠、水配制而成。

【作用与用途】抗过敏，收缩血管。用于治疗过敏性鼻炎、鼻窦炎、鼻黏膜肿胀等。

【用法用量】滴鼻。一次1~2滴，一日3次。

【注意事项】①对麻黄碱过敏者，患有高血压、冠状动脉粥样硬化性心脏病、心绞痛、甲状腺功能亢进、萎缩性鼻炎或闭角型青光眼者禁用。②本品不宜长期使用。

【贮藏】遮光，密闭保存。

（三）苯海拉明麻黄碱滴鼻液

【组成】本品由盐酸苯海拉明、盐酸麻黄碱、氯化钠、纯化水配制而成。

【作用与用途】抗过敏，收缩毛细血管。用于治疗过敏性鼻炎、鼻窦炎、肥大性鼻炎。

【用法用量】滴鼻。一次 1~2 滴，一日 3~4 次。

【注意事项】①对麻黄碱过敏者，患有高血压、冠状动脉粥样硬化性心脏病、心绞痛、甲状腺功能亢进、萎缩性鼻炎或闭角型青光眼者忌用。②本品不宜长期使用。

【贮藏】避光，密闭保存。

（四）氯麻滴鼻液

【组成】本品由氯霉素、盐酸麻黄碱、甘油、纯化水配制而成。

【作用与用途】抗菌，收缩血管。用于治疗鼻炎、鼻窦炎及感冒引起的鼻塞。

【用法用量】滴鼻。一次 2~3 滴，一日 3~4 次。

【注意事项】①对本品过敏者及孕妇、哺乳期患者禁用；过敏体质者，冠状动脉粥样硬化性心脏病、高血压、甲状腺功能亢进、糖尿病或闭角型青光眼患者及运动员慎用；儿童必须在成人监护下使用。②当性状发生改变时应禁止使用，使用后应拧紧瓶盖，以防污染。③如正在使用其他药品，使用前应咨询医师或药师。④本品须放在儿童接触不到的地方。

【贮藏】密闭，置阴凉处保存。

（五）磺胺嘧啶麻黄碱滴鼻液

【组成】本品由磺胺嘧啶、盐酸麻黄碱、樟脑、薄荷脑、纯化水、羊毛脂、液状石蜡配制而成。

【作用与用途】消炎、杀菌，收缩血管。用于治疗急性鼻炎，慢性单纯性鼻炎，化脓性鼻炎、鼻窦炎。

【用法用量】滴鼻，用前摇匀。一次 1~2 滴，一日 3 次。

【注意事项】①对本品过敏者及孕妇、哺乳期患者禁用；过敏体质者，冠状动脉粥样硬化性心脏病、高血压、甲状腺功能亢进、糖尿病或闭角型青光眼患者及运动员慎用；儿童必须在成人监护下使用。②当性状发生改变时应禁止使用，使用后应拧紧瓶盖，以防污染。③如正在使用其他药品，使用前应咨询医师或药师。④本品含有磺胺嘧啶，可能产生粒细胞数量减少、血小板数量减少、血尿、过敏性皮疹等，偶致剥脱性皮炎以及导致肝、肾损害等副作用。⑤本品须放在儿童接触不到的地方。

【贮藏】密闭保存。

（六）复方呋喃西林滴鼻液

【组成】本品由呋喃西林、盐酸麻黄碱、氯化钠、纯化水配制而成。

【作用与用途】消炎，收缩血管。用于治疗急、慢性鼻炎，鼻窦炎等。

【用法用量】滴鼻。一次 2~3 滴，一日 3~5 次；或遵医嘱。

【注意事项】①对麻黄碱过敏者，患有高血压、冠状动脉粥样硬化性心脏病、心绞痛、甲状腺功能亢进、萎缩性鼻炎或闭角型青光眼者禁用。②本品不宜长期使用，连续使用一般不宜超过7 日。③本品中的呋喃西林与麻黄碱对光敏感，光照使色泽逐渐变深，呋喃西林光照 2 周，效力减少一半，故应遮光保存。

【贮藏】遮光，密闭保存。

（七）复方环丙沙星滴鼻液

【组成】本品由乳酸环丙沙星、盐酸麻黄碱、马来酸氯苯那敏、氯化钠、纯化水配制而成。

【作用与用途】抗菌消炎，抗过敏，收缩血管。用于治疗急、慢性鼻炎，过敏性鼻炎，鼻窦炎，鼻黏膜肿胀等。

【用法用量】滴鼻。一次 1~2 滴，一日 3 次。

【注意事项】①本品对麻黄碱或环丙沙星过敏者，及患有高血压、冠状动脉粥样硬化性心脏病、心绞痛、甲状腺功能亢进、萎缩性鼻炎、闭角型青光眼者禁用。②使用过程中若出现皮疹等过敏症状或其他严重不良反应，应立即停药。

【贮藏】避光，密闭保存。

（八）复方鱼肝油滴鼻液

【组成】本品由薄荷脑、鱼肝油配制而成。

【作用与用途】滋润，营养，除臭，保护鼻黏膜。用于干燥性鼻炎、萎缩性鼻炎、慢性鼻前庭炎患者，鼻中隔偏曲伴出血、糜烂、疼痛患者以及鼻部手术后的鼻咽、鼻腔肿瘤放疗者等。

【用法用量】滴鼻。一次 3 滴，一日 2~3 次。

【注意事项】鱼肝油遇光和空气易氧化变质，配制时应避光。

【贮藏】密封，置凉暗处保存。

（九）复方薄荷脑滴鼻液

【组成】本品由薄荷脑、樟脑、液状石蜡配制而成。

【作用与用途】滋润，保护鼻黏膜。用于治疗干燥性鼻炎和萎缩性鼻炎。

【用法用量】滴鼻或喷雾用。一次 2~3 滴，一日数次；或遵医嘱。

【注意事项】①本品可穿透胎盘，美国食品药品监督管理局（Food and Drug Administration，FDA）妊娠期药物安全性分级为局部 / 皮肤外用 C 级，孕妇慎用。②本品使用时，应避免接触眼睛及黏膜部位。③本品具有挥发作用，使用后宜将瓶盖旋紧。

【贮藏】密闭，置阴凉处保存。

第十七节　皮肤疾病外用制剂

皮肤位于体表，覆盖全身，总面积为 1.5~2m^2，其厚度为 0.5~4mm。健康的皮肤是人体的保护屏障，既防止体内水分、电解质和各种营养物质的丢失，又阻止外界环境中各种有害物质的侵入，保持人体内环境的稳定，同时能感知冷、热、触、痛、压力等刺激，也参与人体的代谢过程。皮肤疾病的种类繁多，一些由各种病原体引起的皮肤感染，分为病毒性、细菌性、真菌性皮肤病等；还有一些由各种物理、化学、免疫因素引起的皮肤病，如冻疮、接触性皮炎、湿疹、银屑病等。皮肤疾病的临床表现也多种多样，有的迁延难愈，严重者可影响患者的自信心、工作及生活质量。

除了系统治疗外，外用制剂是治疗皮肤疾病的主要方法。合理选用外用制剂直接关系到药效的发挥和治疗效果，总体上需要把握以下 7 条原则。

（1）对症用药。针对病原、病因、临床表现，在病情明确、诊断确定的基础上选择制剂，切不可盲目用药。对于接触性皮炎，如皮肤过敏、湿疹等，一般认为与人体的变态反应和免疫反应系统有关，可选用含类固醇皮质激素的外用制剂，如曲安奈德益康唑乳膏等。对于癣类等真菌性皮肤感染，临床表现为皮肤出现类似鱼鳞或碎屑的水疱，可选用抗真菌类外用制剂，如咪康唑、酮康唑乳膏等。对于病毒性皮肤感染，临床常见的有带状疱疹，表现为腰间或三叉神经附近出现小血疱；还有疣，表现为若干个黄褐色的小疙瘩，但不痛也不痒，可选用抗病毒类外用制剂，如阿昔洛韦软膏等。

（2）合理选择剂型。外用制剂涉及的剂型很多，包括液体制剂如洗剂、搽剂、涂剂、涂膜剂、乳剂、混悬剂、酊剂，半固体制剂如软膏剂、乳膏剂，固体制剂如外用散剂等。选择剂型主要根据皮损的性质而定，如急性炎症的红斑期宜选用洗剂，渗液较多的急性炎症阶段以溶液湿敷为主；亚急性丘疱疹宜选用水包油（O/W）型乳剂；慢性鳞屑性皮疹宜选用油包水（W/O）型乳剂或软膏；局限性肥厚苔藓化皮肤则宜选用涂膜剂。

（3）选择适当的浓度。不同浓度的同一制剂，其治疗作用往往不同，如 1%~2% 水杨酸溶液用作角质促成剂，3% 左右水杨酸溶液用作止痒剂，而 6% 以上水杨酸溶液则用作角质剥脱剂。

（4）注意年龄、性别、部位。如患者为婴幼儿、女性，或用药部位为面部、口腔周围，应注意选用制剂的刺激性不能太强，浓度也不能太高。选用激素类制剂时，由于婴幼儿和儿童的皮肤薄，代谢及排泄功能差，如果大面积、长期应用容易产生全身不良反应，因此一般应选择弱效或软性激素。

（5）注意联合用药问题。不宜多种制剂混用，尤其应用复方制剂时要了解其处方组成，注意配伍禁忌，避免重复用药。

（6）注意给药时机和频次。给药时机因病而异，如夜间痛痒可睡前给药；需保持一定血药浓度方起作用的制剂，则应定时给药；对于容易挥发的溶液剂，可适当增加给药频次；对于激素类制剂，应严格遵医嘱，不宜超量、涂抹过厚或过于频繁。

（7）注意密切关注不良反应。有些外用制剂在使用过程中会出现原发性刺激或过敏反应，应注意随访观察，如发生情况应及时停用，或者咨询医师或药师，并作相应的处理。

本节主要介绍维 A 酸软膏、复方氯霉素搽剂、硫乳膏、复方酮康唑氯倍他索乳膏、醋酸地塞米松乳膏、复方樟脑搽剂、含酚炉甘石涂剂等 19 种常用的皮肤疾病用制剂。

（一）维 A 酸软膏

【组成】本品由维 A 酸、液状石蜡、凡士林配制而成。

【作用与用途】溶解角质。用于治疗各种类型的扁平苔藓、毛囊角化病、痤疮以及其他角化异常类皮肤病等。

【用法用量】外用。涂擦患处，一日 1~2 次；或遵医嘱。

【注意事项】①本品中的维 A 酸易氧化或见光变质，配制和检验过程中应注意避光。②本品外用浓度不得超过 0.3%，否则可扩张皮肤血管而引起红斑、脱屑、灼热等急性皮炎反应。

【贮藏】密闭，遮光，置阴凉处保存。

（二）水杨酸搽剂

【组成】本品由水杨酸、乙醇配制而成。

【作用与用途】抑菌，止痒，软化或溶解皮肤角质。用于治疗癣症及角质增生。

【用法用量】外用。

【注意事项】①本品中的水杨酸遇 3 价铁离子可变成紫色（多种金属离子能促使水杨酸氧化为具醌式结构的有色物质），故配制及贮存时禁与金属器皿接触。②本品有效期短，一般为 3 个月。

【贮藏】遮光，密封保存。

（三）水杨酸软膏

【组成】本品由水杨酸、羊毛脂、液状石蜡、黄凡士林配制而成。

【作用与用途】抗菌，止痒，角层剥离等。用于治疗皮脂溢出、脂溢性皮炎、银屑病、浅部真菌病、趾疣、鸡眼及局部角质增生。

【用法用量】外用。涂患处，一日 1~2 次。

【注意事项】①本品不宜长期使用，因水杨酸易透皮吸收而引起毒性反应。②本品中的水杨酸遇 3 价铁离子可变成紫色，故配制及贮存时禁与金属器皿接触。

【贮藏】密闭，置阴凉处保存。

（四）水杨酸硫软膏

【组成】本品由水杨酸（最细粉）、升华硫（最细粉）、羊毛脂、黄凡士林配制而成。

【作用与用途】抗真菌，抗寄生虫，止痒。用于治疗疥疮、头癣、体癣等。

【用法用量】将患部洗净，揩干后涂药。杀疥虫，外搽，每晚 1 次，连续 7 日。必要时 3 日后可开始第 2 个疗程。其他皮肤病一日 1 次。

【注意事项】本品中的水杨酸遇 3 价铁离子可变成紫色，故配制及贮存时禁与金属器皿接触。

【贮藏】密闭，避光保存。

（五）复方硫软膏

【组成】本品由升华硫、氧化锌、水杨酸、凡士林配制而成。

【作用与用途】杀疥虫，抗真菌，收敛止痒。用于治疗疥疮、银屑病、皮炎及湿疹等。

【用法用量】将病变部位用肥皂水和水清洗，揩干后涂药。杀疥虫，每晚 1 次，连续 7 日。需要时 3 日后重复第 2 个疗程。其他皮肤病一日 1 次。

【注意事项】①本品可引起接触性皮炎。②本品为含硫制剂，与其他外用治疗痤疮制剂或含有脱屑药制剂共用，会过度刺激皮肤；与汞制剂共用可引起化学反应，释放有臭味的硫化氢，对皮肤有刺激性，且形成色素，使皮肤变黑。③本品在配制及贮存时，禁与铜、铁等金属器皿接触，以防变色。

【贮藏】密闭，置阴凉处保存。

（六）硫乳膏

【组成】本品由升华硫、乳膏基质1号配制而成。

【作用与用途】杀虫，抗真菌。用于治疗玫瑰糠疹、脂溢性皮炎、疥疮及痤疮等。

【用法用量】外用。适量涂于患处，一日1~2次。

【注意事项】①本品使用时，应避免与口、眼接触。②用药部位如有烧灼感、瘙痒、红肿等，应停止用药，洗净，必要时向医师或药师咨询。③当性状发生改变时，应禁止使用。

【贮藏】密闭，置阴凉干燥处保存。

（七）复方锌硼散

【组成】本品由氧化锌、硼酸、水杨酸、枯矾（取净白矾，按《中国药典》规定的"明煅法"煅烧至松脆，即得）、樟脑、滑石粉配制而成。

【作用与用途】止痒，吸湿，收敛，抑制真菌生长。用于治疗足癣、手癣等。

【用法用量】外用。局部撒布。

【注意事项】本品在配制过程中，樟脑容易挥发，损失30%左右，投料时应注意补足。

【贮藏】密闭保存。

（八）土荆皮酊

【组成】本品由土荆皮（粗粉）、75%乙醇溶液配制而成。

【作用与用途】祛湿止痒。用于治疗体癣、足癣。

【用法用量】外用。局部涂擦，一日1~2次。

【注意事项】①对本品及酒精过敏者禁用；过敏体质者及哺

乳期妇女慎用。②本品仅供外用，不可入口，当性状发生改变时禁止使用。③本品不适用于糜烂型脚湿气及伴有继发感染（化脓）者，皮服破溃处禁用，也禁用于面部皮肤和其他部位黏膜。④本品有较强的刺激性和腐蚀性，切勿接触眼睛、口腔等黏膜处，使用时应注意对周围正常皮肤的保护，使用期间忌烟酒、辛辣、油腻及腥发食物。⑤如正在使用其他药品，使用前应咨询医师或药师。⑥涂药部位如有灼烧感、瘙痒加重或红肿，应停止使用，洗净，必要时向医师或药师咨询。⑦本品须放在儿童接触不到的地方。

【贮藏】遮光，密封，置阴凉处保存。

（九）浓碘酊

【组成】本品由碘、碘化钾、乙醇、纯化水配制而成。

【作用与用途】消毒，防腐。用于治疗甲癣。

【用法用量】外用。局部涂擦。

【注意事项】①碘对皮肤黏膜有强烈的刺激作用，用药部位如有烧灼感、瘙痒、红肿等情况应停药，并将局部药物洗净，必要时向医师或药师咨询。②本品如误服中毒，应立即用淀粉糊或米汤灌胃，并送医院救治。

【贮藏】遮光，密封，置凉暗处保存。

（十）复方酮康唑氯倍他索乳膏

【组成】本品由酮康唑、丙酸氯倍他索、硬脂酸、硬脂醇、液状石蜡、羟苯乙酯、三乙醇胺、月桂氮䓬酮、2,6-二叔丁基对甲酚、乙二胺四乙酸二钠、甘油、纯化水配制而成。

【作用与用途】抗真菌。用于治疗真菌感染，如体癣、股癣、手足癣、皮肤念珠菌病；细菌感染，如脓疱疮、毛囊炎、创面继发感染；变态反应性疾病，如阴囊炎、接触性皮炎、各种湿疹、虫咬皮炎；其他皮肤常见病，如银屑病、神经性皮炎等。

【用法用量】外用。将患部洗净擦干后涂布于患处，一日1~2次。疗程：体癣、股癣、花斑癣、皮肤念珠菌，一般为2周；脂溢性皮炎，至少需4周，或至临床治愈；手癣、头癣、足癣、手足癣以4周为宜。

【注意事项】①妊娠及哺乳期妇女患者，应在医师指导下使用本品，禁止长期、大面积或大量使用；婴幼儿和儿童慎用，且必须在成人监护下使用。②过敏体质者慎用。③使用时应避免接触眼睛和其他部位黏膜，如口、鼻等。④本品含有强效丙酸氯倍他索，引起的全身不良反应约为氟轻松的3倍，若长期、大面积应用或采用封包治疗，由于全身性吸收作用，可造成可逆性下丘脑－垂体－肾上腺（PHA）轴的抑制，部分患者可出现库欣综合征、高血糖及尿糖等表现，因此不宜长期、大面积应用，亦不宜采用封包治疗。⑤用药部位如有明显烧灼感、红肿等情况，应停止使用，并将局部洗净，必要时向医师或药师咨询。⑥如伴有皮肤感染，必须同时使用抗感染药物；联合用药后，若感染的症状没有及时改善，应停用本品直至感染得到控制。⑦股癣患者，勿穿紧贴内裤或化纤内裤，宜穿棉织宽松内裤。⑧足癣患者，浴后将皮肤擦干（特别是趾间皮肤），宜穿棉纱袜，每日更换；鞋应透气。

【贮藏】密闭，置阴凉处保存。

（十一）甲硝唑乳膏

【组成】本品由甲硝唑、硬脂酸、羊毛脂、液体石蜡、甘油、三乙醇胺、羟苯乙酯、纯化水配制而成。

【作用与用途】抗阿米巴原虫，抗滴虫，抗厌氧菌。用于治疗痤疮及蠕形螨引起的皮肤感染。

【用法用量】外用。涂于患处，一日2次。

【注意事项】肝功能不全者慎用，儿童宜减量使用。

【贮藏】密闭，置冷暗处保存。

（十二）氯霉素水杨酸酊

【组成】本品由氯霉素、水杨酸、75%乙醇溶液配制而成。

【作用与用途】抗菌，止痒，软化角质。用于治疗痤疮、毛囊炎、脂溢性皮炎、酒渣鼻及头皮糠疹。

【用法用量】涂患处。一日数次。

【注意事项】①本品中的氯霉素具有严重的骨髓抑制作用，孕妇及哺乳期妇女使用后可能导致新生儿和哺乳婴儿产生严重的不良反应，故宜慎用。②本品使用时，应避免接触眼睛和其他部位黏膜；涂药后应洗手。③本品可经皮肤吸收，不宜长期使用或大面积应用。

【贮藏】密闭，避光保存。

（十三）复方氯霉素搽剂

【组成】本品由氯霉素、水杨酸、75%乙醇溶液配制而成。

【作用与用途】抗菌，止痒，软化角质。用于治疗脂溢性皮炎、皮疹、瘙痒症等。

【用法用量】外用。涂擦于患处，一日数次。

【注意事项】①本品中的氯霉素具有严重的骨髓抑制作用，孕妇及哺乳期妇女使用后可能导致新生儿和哺乳婴儿产生严重的不良反应，故宜慎用。②本品使用时，应避免接触眼睛和其他部位黏膜；涂药后应洗手。③本品可经皮肤吸收，不宜长期使用或大面积应用。

【贮藏】避光，密封保存。

（十四）复方醋酸氟轻松乳膏

【组成】本品由醋酸氟轻松、氯霉素、冰片、氧化锌、尿囊素、乳膏基质配制而成。

【用法用量】外用。病变部位局部外涂，一日 2~3 次。

【注意事项】本品含有醋酸氟轻松、氯霉素，不得长期使用。

【贮藏】遮光，密封，置阴凉处干燥保存。

（十五）醋酸地塞米松乳膏

【组成】本品由醋酸地塞米松、月桂氮草酮、十二烷基硫酸钠、硬脂醇、硬脂酸、单硬脂酸甘油酯、液状石蜡、羟苯乙酯、甘油、纯化水配制而成。

【作用与用途】抗炎，止痒。用于治疗对糖皮质激素有效的非感染性、炎症性及瘙痒性皮肤病，如特应性皮炎、湿疹、神经性皮炎、接触性皮炎、脂溢性皮炎及局限性瘙痒症等。

【用法用量】涂于患处，一日 1~2 次。

【注意事项】①本品孕妇、哺乳期妇女应慎用。②不宜长期、大面积使用，以免因全身性吸收作用而造成可逆性下丘脑－垂体－肾上腺轴（HPA）的抑制，部分患者可出现库欣综合征、高血糖等。③用药部位若发生明显烧灼感、瘙痒，局部红肿，应立即停药。④本品用于面部、皮肤褶皱部位如腹股沟、腋窝，及患者为儿童时，连续使用不应超过 2 周。⑤本品不可用于眼部。

【贮藏】密闭，置阴凉处保存。

（十六）含酚炉甘石涂剂

【组成】本品由炉甘石、氧化锌、液化苯酚、甘油、纯化水配制而成。

【作用与用途】收敛，止痒，防腐。用于治疗湿疹、痱子、皮炎和皮肤瘙痒症等。

【用法用量】外用。摇匀后取适量涂患处，一日数次。

【注意事项】①本品慎用于皮肤破溃处。②本品使用时避免接触眼睛和其他黏膜，如口、鼻等。③用药 1~2 日，可能出现患处皮肤"脱皮",属正常现象。④用药部位如有烧灼感、红肿等情况应停药,并将局部药物洗净,必要时向医师或药师咨询。

【贮藏】密封保存。

(十七)醋酸铝溶液

【组成】本品由碱式醋酸铝溶液、冰醋酸、硼酸、注射用水配制而成,浓度为5%。

【作用与用途】消毒,收敛,消肿。用于治疗急性糜烂型皮炎、湿疹、化学烧伤等。

【用法用量】用时加水稀释10~40倍,涂擦患处或湿敷,每日3次。

【注意事项】本品在放置过程中,易吸收二氧化碳而析出碱式铝盐沉淀,使溶液发生浑浊,故不宜久贮且应密闭保存。

【贮藏】密闭,置凉处保存。

(十八)复方樟脑搽剂

【组成】本品由樟脑、薄荷脑、液化苯酚、甘油、70%乙醇溶液配制而成。

【作用与用途】清凉,止痒,消毒。用于治疗皮肤瘙痒症。

【用法用量】外用。喷于患处并涂擦,一日3~4次。

【注意事项】①本品慎用于皮肤破溃处。②本品使用时应避免接触眼睛和其他黏膜,如口、鼻等。③本品具有挥发性,使用后应拧紧瓶盖。

【贮藏】遮光,密封保存。

(十九)稀甲醛溶液

【组成】本品由甲醛、纯化水配制而成。

【作用与用途】消毒、防腐。用于治疗跖疣、手足多汗症;保存标本。

【用法用量】治疗手足多汗症，每3~5日涂擦一次；浸泡尸体或动物标本；用于空气、器械、敷料等的消毒。

【注意事项】①人体短期或长期暴露于本品浓度大于0.0001%的环境或工作场所，呼吸道、眼睛和暴露的皮肤会有刺激感，离开后可缓解。②使用时应避免蒸汽吸入。③本品污染皮肤可以用肥皂和水洗净，或以稀氨水中和成乌洛托品。

【贮藏】遮光，密闭，置不低于9℃的温度下保存。

第十八节　消毒剂

消毒剂是用于杀灭传播媒介上的微生物使其达消毒或灭菌要求的制剂，临床应用广泛，尤其在发生类似SARS、COVID-19等突发公共卫生事件期间的需求量更大。针对消毒剂的合理使用，国家卫生健康委办公厅于2020年2月18日专门印发了《消毒剂使用指南》（国卫办监督函〔2020〕147号）。

根据消毒剂杀灭微生物能力的强弱，分为高水平消毒剂、中水平消毒剂和低水平消毒剂；根据消毒剂的用途不同，分为物体表面消毒剂、医疗器械消毒剂、空气消毒剂、手消毒剂、皮肤消毒剂、黏膜消毒剂、疫源地消毒剂等；根据消毒剂的有效成分不同，则分为醇类消毒剂、含氯消毒剂、二氧化氯消毒剂、含碘消毒剂、含溴消毒剂、过氧化物类消毒剂、酚类消毒剂、胍类消毒剂、季铵盐类消毒剂等9类。

一、常用消毒剂的基本特点及使用指导

（一）醇类消毒剂

【有效成分】乙醇浓度为70%~80%（v/v），含醇手消毒剂大于60%（v/v），复配产品可依据产品说明书。

【作用机制】通过凝固微生物蛋白并脱水，从而发挥消毒作用。

【应用范围】主要用于手和皮肤消毒，也可用于较小物体表面的消毒。

【使用方法】①卫生手消毒：均匀喷洒于手部或涂擦揉搓手部1~2遍，作用1min。②外科手消毒：擦拭2遍，作用3min。③皮肤消毒：涂擦皮肤表面2遍，作用3min。④较小物体表面消毒：擦拭物体表面2遍，作用3min。

【注意事项】①对酒精过敏者慎用。②如单一使用乙醇进行手消毒，建议消毒后使用护手霜。③本品仅供外用，不可入口，置于儿童不易触及处。④易燃，远离火源。⑤不宜用于脂溶性物体表面的消毒，不可用于空气消毒。

【贮藏】避光，置于阴凉、干燥、通风处密封保存。

（二）含氯消毒剂

【有效成分】以有效氯计，漂白粉中含量不低于20%，二氯异氰尿酸钠中含量不低于55%，84消毒液依据产品说明书，常见为2%~5%。

【作用机制】在水中产生次氯酸，释放出活性氯原子和初生态氧，具有极强的氯化作用和氧化性，能够渗入细菌的细胞壁及病毒外壳，使菌体或外壳蛋白氧化变性而致死。

【应用范围】①适用于物体表面、织物等污染物品以及自来水、果蔬和食饮具等的消毒。②次氯酸消毒剂除上述用途外，还可用于室内空气、二次供水设备设施表面、手、皮肤和黏膜的消毒。

【使用方法】①物体表面消毒时，使用浓度500mg/L。②疫源地消毒时，物体表面使用浓度1000mg/L；有明显污染物时，使用浓度10000mg/L。③室内空气和水等其他消毒时，依据产品说明书。

【注意事项】①外用消毒剂，不得口服，置于儿童不易触及处。②配制和分装高浓度消毒液时，应戴口罩和手套；使用时应戴手套，避免接触皮肤。如不慎溅入眼睛，应立即用水冲洗，严重者应就医。③对金属有腐蚀作用，对织物有漂白、褪色作用，因此应慎用。④属于强氧化剂，不得与易燃物接触，应远离火源。⑤不得与还原物质共储共运。⑥包装应标示相应的安全警示标志。⑦应依照具体产品说明书注明的使用范围、使用方法、有效期和安全性检测结果使用。

【贮藏】置于阴凉、干燥处密封保存。

（三）二氧化氯消毒剂

【有效成分】活化后二氧化氯含量不低于 2000mg/L，无须活化产品依据产品说明书。

【作用机制】属于第四代杀菌消毒剂，具有强氧化性，对细胞壁有较好的吸附性和渗透性。可氧化细胞内含巯基的酶，阻止细菌的合成代谢，导致细菌死亡；可与半胱氨酸、色氨酸和游离脂肪酸反应，快速控制蛋白质合成，使膜的渗透性增高；能改变病毒衣壳，导致病毒死亡。

【应用范围】适用于水（饮用水、医院污水）、物体表面、食饮具、食品加工工具和设备、瓜果蔬菜、医疗器械（含内镜）和空气的消毒处理。

【使用方法】①物体表面消毒时，使用浓度 50~100mg/L，作用 10~15min。②生活饮用水消毒时，使用浓度 1~2mg/L，作用 15~30min。③医院污水消毒时，使用浓度 20~40mg/L，作用 30~60min。④室内空气消毒时，依据产品说明书。

【注意事项】①外用消毒剂，不得口服，置于儿童不易触及处。②使用时应戴手套，避免高浓度消毒剂接触皮肤和吸入呼吸道，如不慎溅入眼睛，应立即用水冲洗，严重者应就医。③不宜与其他消毒剂、碱或有机物混用。本品有漂白作用。④对金属有腐蚀性。

（四）含碘消毒剂

【有效成分】碘酊（又称碘酒）：有效碘 18~22g/L，乙醇浓度为 40%~50%。聚维酮碘溶液（又称碘伏）：有效碘 2~10g/L。

【作用机制】碘离子可氧化病原体原浆蛋白的活动基因，并与蛋白质的氨基结合而使其变性，从而发挥消毒作用。

【应用范围】①碘酊：适用于手术部位、注射和穿刺部位皮肤及新生儿脐带部位皮肤消毒，不适用于黏膜和敏感部位皮肤消毒。②聚维酮碘溶液：适用于外科手术前手及前臂消毒，黏膜冲洗消毒等。

【使用方法】①碘酊：用无菌棉拭或无菌纱布蘸取本品，在消毒部位皮肤进行擦拭 2 遍以上，再用棉拭或无菌纱布蘸取 75% 医用乙醇溶液擦拭脱碘。使用有效碘 18~22mg/L，作用时间 1~3min。②聚维酮碘溶液：外科手术前手及前臂消毒，在常规刷手基础上，用无菌纱布蘸取使用浓度的聚维酮碘溶液均匀擦拭从手指尖擦至前臂部位和上臂下 1/3 部位皮肤；或直接用无菌刷蘸取使用浓度的聚维酮碘溶液从手指尖刷手至前臂和上臂下 1/3 部位皮肤，然后擦干。使用有效碘 2~10g/L，作用时间 3~5min。黏膜冲洗消毒：含有效碘 0.25~0.50g/L 的聚维酮碘溶液稀释液直接对消毒部位冲洗或擦拭。

【注意事项】①对碘过敏者慎用。②外用消毒液，禁止口服。③置于儿童不易触及处。

【贮藏】密封、避光，置于阴凉通风处保存。

（五）含溴消毒剂

【有效成分】1-溴-3-氯-5，5-二甲基乙内酰脲、1，3-

二溴-5，5-二甲基乙内酰脲。

【作用机制】溶于水后，能水解生成次溴酸而发挥消毒杀菌作用。

【应用范围】适用于物体表面的消毒。

【使用方法】物体表面消毒常用浸泡、擦拭或喷洒等方法：1-溴-3-氯-5，5-二甲基乙内酰脲总有效卤素200~400mg/L，作用15~20min；1，3-二溴-5，5-二甲基乙内酰脲有效溴400~500mg/L，作用10~20min。

【注意事项】①本品仅供外用，不可入口，置于儿童不易触及处。②操作人员应佩戴防护眼镜、橡胶手套等劳动防护用品。③有刺激性气味，对眼睛、黏膜、皮肤有灼伤危险，严禁与人体接触。如不慎接触，则应及时用大量水冲洗，严重时送医院治疗。④本品属强氧化剂，与易燃物接触可引发无明火自燃，应远离易燃物及火源。⑤禁止与还原物共贮共运，以防爆炸。⑥未加入防腐蚀剂的产品对金属有腐蚀性。⑦对有色织物有漂白褪色作用。

（六）过氧化物类消毒剂

【有效成分】过氧乙酸（又称过醋酸）、过氧化氢（又称双氧水）。

【作用机制】能产生活性氧，具有强氧化性，能够渗入细菌的细胞壁及病毒外壳，使菌体或外壳蛋白氧化变性而致死。

【应用范围】适用于物体表面、室内空气消毒、皮肤伤口消毒、耐腐蚀医疗器械的消毒。

【使用方法】①物体表面消毒：0.1%~0.2%过氧乙酸溶液或3%过氧化氢溶液，喷洒或浸泡消毒作用时间30min，然后用清水冲洗去除残留消毒剂。②室内空气消毒：0.2%过氧乙酸溶液或3%过氧化氢溶液，用气溶胶喷雾方法，用量按10~20ml/m³（1g/m³）计算，消毒作用 60min 后通风换气；也可使用 15% 过氧乙酸溶液加热熏蒸，用量按 7ml/m³ 计算，熏蒸作用 1~2h 后通风换气。③皮肤伤口消毒：3% 过氧化氢溶液，直接冲洗皮肤表面，作用时间 3~5min。④医疗器械消毒：耐腐蚀医疗器械的高水平消毒，6% 过氧化氢溶液浸泡作用 2h，或 0.5% 过氧乙酸溶液冲洗作用 10min，消毒结束后应使用无菌水冲洗去除残留消毒剂。

【注意事项】①本品仅供外用，不可入口，置于儿童不易触及处。②液体过氧化物类消毒剂有腐蚀性，对眼睛、黏膜和皮肤有刺激性，有灼伤危险，若不慎接触，应用大量水冲洗并及时就医。③在实施消毒作业时，应佩戴个人防护用具。④如出现容器破裂或渗漏现象，应用大量水冲洗，或用沙子、惰性吸收剂吸收残液，并采取相应的安全防护措施。⑤易燃易爆。遇明火、高热会引起燃烧爆炸；与还原剂接触，如遇金属粉末有燃烧爆炸危险。

（七）酚类消毒剂

【有效成分】主要有苯酚、甲酚、对氯间二甲苯酚、三氯羟基二苯醚，具体依据产品说明书。

【作用机制】通过凝固微生物蛋白而发挥杀菌作用。

【应用范围】适用于物体表面和织物等消毒。

【使用方法】物体表面和织物用有效成分 1000~2000mg/L 擦拭消毒 15~30min。

【注意事项】①本品仅供外用，不可入口，置于儿童不易触及处。②苯酚、甲酚对人体有毒性，在对环境和物体表面进行消毒处理时，应做好个人防护，如有高浓度溶液接触到皮肤，可用乙醇擦去或用大量清水冲洗。③消毒结束后，应对所处理的物体表面、织物等对象用清水进行擦拭或洗涤，去除残留的消毒剂。④不能用于细菌芽孢污染物品的消毒，不能用于医疗器械的高中水平消毒，苯酚、甲酚为主要杀菌成分的消毒剂不适用于皮肤、黏膜消毒。

（八）季铵盐类消毒剂

【有效成分】苯扎氯铵（又称洁尔灭）、苯扎溴铵（又称新洁尔灭），依据产品说明书。

【作用机制】本品主要是通过阳离子静电力、氢键力，以及表面活性剂分子与蛋白质分子间的疏水结合等作用，吸附带负电的细菌体，聚集在细胞壁上，产生室阻效应，导致细菌生长受抑而死亡；同时改变细菌胞浆膜的通透性，继而发生溶胞作用，破坏细胞结构，引起细胞的溶解和死亡。

【应用范围】适用于环境与物体表面（包括纤维与织物）的消毒；卫生手消毒，与醇复配的消毒剂可用于外科手消毒。

【使用方法】①物体表面消毒：无明显污染物时，使用浓度1000mg/L；有明显污染物时，使用浓度2000mg/L。②卫生手消毒：清洁时，使用浓度1000mg/L；污染时，使用浓度2000mg/L。

【注意事项】①本品仅供外用，不可入口，应置于儿童不易触及处。②避免接触有机物和拮抗物。不能与肥皂或其他阴离子洗涤剂同用，也不能与碘或过氧化物（如高锰酸钾、过氧化氢、磺胺粉等）同用。

（九）胍类消毒剂

【有效成分】氯己定（又称洗必泰）。

【作用机制】属于阳离子表面活性剂，可改变细菌胞浆膜通透性。

【应用范围】适用于外科手消毒、卫生手消毒、皮肤黏膜消毒及物体表面的消毒。

【使用方法】使用浓度（有效含量）2~45g/L。①外科手消毒：

在清洁基础上，擦拭或浸泡消毒，作用时间不超过 3min。②卫生手消毒：擦拭或浸泡消毒，作用时间不超过1min。③皮肤消毒、黏膜：擦拭或浸泡消毒，作用时间不超过5min。④物体表面消毒：擦拭或浸泡消毒，作用时间不超过10min。

【注意事项】①本品仅供外用，不可入口，置于儿童不易触及处。②忌与肥皂、阴离子等同用。③消毒皮肤前，必须先清洁皮肤，带污垢的物体表面消毒前也应先清洁。④黏膜消毒仅限于医疗机构的诊疗过程使用。⑤用于物品表面与器皿的消毒，在使用浓度下对不锈钢基本无腐蚀，对其他金属基本无腐蚀或轻度腐蚀。

二、含碘类外用消毒剂的主要区别

（一）碘酊

碘酊，又称碘酒，是碘、碘化钾的乙醇溶液，具有较强的杀菌效果，能够有效杀死部分细菌、真菌等病原微生物，相对于75% 医用乙醇溶液消毒效果好，但同样具有一定的刺激性。使用的注意事项：①对碘及乙醇过敏者禁用，新生儿慎用。②避免用于较深的伤口，也不宜用于口腔、鼻腔等皮肤黏膜较薄的位置及已溃烂的皮肤。③不能大面积使用，以防碘大量吸收而出现碘中毒。④消毒伤口周围的皮肤时，涂后需尽快用 75% 医用乙醇溶液进行脱碘处理，以免灼伤皮肤。⑤不宜与红药水同时涂用，以免产生碘化汞而腐蚀皮肤。

（二）聚维酮碘溶液

聚维酮碘溶液是聚乙烯吡咯烷酮与碘的复合物的水溶液，可在创面上形成一层保护膜，不易让细菌及尘埃再次侵入伤口。刺激性小，较之碘酒、医用乙醇疼痛轻微，易于被患者接受，用途广泛，效果确切，基本上替代了紫药水、红药水、医用乙醇、碘酊等皮肤黏膜消毒剂。使用的注意事项：①对碘过敏者禁用，甲状腺功能亢进患者慎用。②婴儿有明显的碘透皮吸收现象，早产婴儿较足月婴儿发生聚维酮碘所致甲状腺功能减退症的危险更大，极低体重儿应避免使用，新生儿大面积使用时也应慎重。③对银、铜、铝和碳钢等有轻微腐蚀作用，故该类金属制品不宜长期浸泡。④可使某些塑料制品着色，使用时亦应予以注意。

（三）安尔碘与无痛碘

二者均为以碘和醋酸氯己定为有效成分的消毒液，适用于皮肤黏膜消毒，着色浅，不需要脱碘。两者的区别是无痛碘不含乙醇，无刺激性，尤其适合于婴幼儿皮肤消毒。使用的注意事项：对碘过敏者禁用。

三、红药水与紫药水的主要区别

（一）红药水

又称红汞、汞溴红。

【作用机制】汞离子解离后能够与蛋白质结合，从而起杀菌作用。

【应用范围】适用于新鲜的小面积皮肤或黏膜创伤（如擦伤、碰伤等）的消毒，杀菌、抑菌作用较弱但无刺激性。

【使用方法】外涂。一日2~3次；或遵医嘱。

【注意事项】①本品对汞过敏者禁用。②本品含有重金属汞，对人体有毒，因此不宜使用于大面积的皮损，以免造成大块皮肤坏死。③本品不宜与碘酊混用或先后使用于同一部位，以免产生碘化汞而腐蚀皮肤。④有机物和碱性环境会降低本品的消毒作用。

（二）紫药水

又称龙胆紫、甲紫。

【作用机制】由龙胆紫和水配成的溶液，能和微生物酶系统发生氢离子的竞争性对抗，使酶成为无活性的氧化状态，从而发挥杀菌作用。

【应用范围】适用于浅表创面、溃疡及皮肤感染的消毒，如小面积烧伤、湿疹、疱疹、咽喉炎、鹅口疮等，对组织无刺激性。

【使用方法】外涂。一日 2~3 次；或遵医嘱。

【注意事项】①长时间使用会使本品所含有的色素进入真皮组织，导致皮肤着色，因此慎用于面部伤口。②本品会损伤眼角膜甚至引起眼角膜坏死和溃疡，因此慎用于眼睛附近，若不小心流入眼内，应立即用自来水冲洗眼睛，严重者应及时到医院处理。③使用后创面收敛、结痂快，因此不宜用于较深伤口、较脏伤口及化脓性伤口，否则痂下易积存脓液，从而向深部扩散而加重感染，而且脓液、蛋白质等会降低其效力。④本品不宜与红药水或碘酊混用，否则容易因发生化学变化而使其疗效明显降低或完全失效。⑤不能放在日光直接照射的地方，否则容易导致变质失效；不用时应把药瓶盖拧紧。

四、各类消毒剂中毒的处理原则

各类消毒剂中毒均无特效解毒剂，发生中毒后的处理原则主要包括：①皮肤接触后，应彻底使用清水或肥皂水清洗患处至少15min，出现红肿、水疱并伴有糜烂渗出者应按皮肤科常规处理。②溅入眼睛后，应立即使用大量流动清水持续冲洗 15min，有持续的疼痛、畏光、流泪症状，可眼睛局部点滴氯霉素眼药水或涂抹红霉素眼膏，如果症状持续加重，应立即就医，请眼科医生处理。③吸入中毒者应立即转移至空气通风处，保持呼吸道通畅，有痰液或唾液流出时，及时给予吸痰处理，如出现咳嗽、呼吸困难等呼吸道刺激症状，给予吸氧、支气管解痉剂等。④误服中毒后，不主张洗胃、催吐、导泻，尤其腐蚀性较强的消毒剂（如含氯消毒剂）禁忌洗胃，应立即口服 100~200ml 牛奶、生蛋清或氢氧化铝凝胶保护消化道黏膜，不主张使用酸碱中和剂。⑤积极补液，注意维持水、电解质及酸碱平衡，防止发生循环衰竭和肾衰竭。⑥对症与支持治疗，必要时行血液透析，若患者长期不能进食，应注意营养补充。

（一）75% 乙醇溶液

【中毒表现】使用大量 75% 乙醇溶液擦浴物理降温可导致中毒，早期呈兴奋状态，严重者可逐渐进入嗜睡状态，甚至昏迷、大小便失禁、面色苍白、血压下降、呼吸变浅，严重者可出现呼吸、循环衰竭而死亡。

【处理原则】①轻度中毒一般无需特殊治疗。②发生急性重度中毒时应立即就医。

（二）84 消毒液

【中毒表现】①误服后会导致口咽、食管和胃的烧灼感，出现恶心、呕吐、烧心、反酸、腹痛等症状，严重者可出现循环衰竭、多器官功能衰竭而死亡。②吸入中毒后可出现明显呼吸道刺激症状，如咳嗽、气短、呼吸困难等，严重者可发生化学性支气管炎、化学性肺炎，甚至化学性肺水肿。③溅入眼睛会灼伤角膜、结膜，出现疼痛、畏光、流泪等症状。④皮肤接触后可出现皮肤局部水疱、红肿、皮疹等接触性皮炎表现。

【处理原则】①误服中毒：浓度低、剂量小者，可立即口服 100~200ml 的牛奶、蛋清或氢氧化铝凝胶；浓度高、剂量大者，可考虑谨慎洗胃，不主张催吐和使用酸碱中和剂；必要时加强脏器功能的对症支持治疗。②吸入中毒：立即将患者转移至空气新鲜处，给予吸氧及对症治疗；出现化学性肺炎或化学性肺水肿表现，应早期、足量给予肾上腺糖皮质激素治疗；必要时使用呼吸机支持。③眼污染：立即使用流动清水或生理盐水持续冲洗15min以上。④皮肤污染：使用大量清水彻底清洗。

（三）二氧化氯

【中毒表现】①主要为氯气导致的中毒，刺激症状出现的时间较氯气中毒迟，且逐渐加剧。②急性吸入后经短暂潜伏期（0.5~3h）即出现症状，首先出现流泪、流涕、眼痛、鼻酸以及头痛、头晕，继之出现咳嗽、咳痰、胸闷、气急等症状，也可发生明显哮喘。③低浓度二氧化氯对皮肤黏膜刺激不明显，高浓度吸入可发生肺水肿。

【处理原则】①立即脱离现场，保持安静及保暖，用清水彻底冲洗污染的眼睛和皮肤。②出现呼吸困难、头痛、呕吐等不适时应立即就医。③出现刺激反应者，至少严密观察12h。

（四）聚维酮碘溶液

又称碘伏。

【中毒表现】聚维酮碘溶液对皮肤黏膜无明显腐蚀性和刺激性，其稀溶液毒性低。

【处理原则】①大多症状轻微，一般不需要特殊处理。②误服者，可口服淀粉溶液中和游离碘。

（五）过氧化氢溶液

又称双氧水。

【中毒表现】①可引起呼吸道、消化道和皮肤黏膜接触中毒。②10%以上过氧化氢溶液有较强的氧化性和腐蚀性，可引起皮肤、眼、消化道的化学性烧伤。

【处理原则】①溅入眼内时，可用清水或2%碳酸氢钠溶液冲洗。②引起上呼吸道刺激症状时，应立即脱离现场，保持安静，更换污染衣物，保暖；同时，立即给予氧气吸入，并对症处理。

（六）过氧乙酸溶液

又称过醋酸溶液。

【中毒表现】对眼睛、呼吸道和皮肤黏膜均有明显刺激性和腐蚀性。

【处理原则】①轻度中毒一般无须特殊治疗，立即脱离现场，可卧床休息。②急性、重度中毒时应立即就医。

五、外用消毒剂举例

本节主要介绍聚维酮碘溶液、碘酊、醋酸氯己定洗剂等 6 种常用的外用消毒剂。

（一）聚维酮碘溶液

【组成】本品由聚维酮碘、碳酸氢钠、纯化水配制而成，浓度为 1% 或 5%。

【作用与用途】消毒，杀菌。1% 聚维酮碘溶液用于皮肤、黏膜消毒及伤口感染的预防和治疗；5% 聚维酮碘溶液用于皮肤、黏膜消毒。

【用法用量】1% 聚维酮碘溶液擦消毒部位，保持 3min。5% 聚维酮碘溶液用于肌肉、静脉注射及一般皮肤穿刺前消毒，将原液均匀涂擦消毒部位 2 遍并保持 2min。

【注意事项】①烧伤面积大于 20% 的患者、有大的开放性伤口的患者、用锂治疗的患者、肾衰竭患者（因本品有代谢性酸中毒和肾毒性等潜在危害）、甲状腺疾病患者不宜局部或长期使用。②本品在美国食品药品监督管理局（FDA）孕妇用药中归为 C 级，孕妇应权衡利弊后使用，新生儿应慎用。③本品用后应将瓶盖拧紧，性状发生改变时禁止使用。④本品如无特殊标记，一般不得加温使用，加热可能会导致碘与溶解的氧作用使碘浓度降低，也可能由于水分蒸发而导致碘浓度增加。⑤消毒时，若存在有机物应提高药物浓度或延长消毒时间。

【贮藏】遮光，密闭，置阴凉处保存。

（二）碘酊

【组成】本品由碘、碘化钾、乙醇、纯化水配制而成，浓度为 2% 或 3%。

【作用与用途】消毒，防腐。用于皮肤或其感染处消毒。

【用法用量】外用。局部涂擦后作用 1min，再用 75% 乙醇溶液脱碘。

【注意事项】①本品中的碘对皮肤黏膜有强烈的刺激作用，浓度过高可引起皮肤发疱及皮炎。②局部涂擦较高浓度的碘酊后应使用 75% 乙醇溶液脱碘，以免腐蚀皮肤。

【贮藏】遮光，密封，置阴凉处保存。

（三）苯扎溴铵搽剂

【组成】本品由 5% 苯扎溴铵溶液、纯化水配制而成。

【作用与用途】消毒，防腐。用于皮肤消毒。

【用法用量】外用。用时稀释 10 倍，涂擦患处，一日数次。

【注意事项】①本品禁与肥皂及盐类消毒药合用。②使用本品时应避免接触眼、脑、脑膜、中耳等部位。③本品应避免长期、反复使用，以免引起过敏反应。④本品不宜用于膀胱镜、眼科器械及合成橡胶制品的消毒。⑤本品不得贮存于聚乙烯瓶内，避免与其所含的增塑剂发生反应，使药效消失。

【贮藏】遮光，密闭保存。

（四）醋酸氯己定洗剂

【组成】本品由醋酸氯己定、纯化水配制而成，浓度为 0.02%。

【作用与用途】消毒，防腐。用于皮肤、黏膜消毒。

【用法用量】外用。用于手消毒需浸泡 3min；用于口腔黏膜消毒，含漱一次 2~5min 后吐弃，成人一次 10ml，儿童一次 5ml；用于膀胱灌洗治疗尿路感染。

【注意事项】①本品在配制或稀释后，放置过程中逐渐析出不溶性盐类，如碳酸盐或硫酸盐。②本品不宜与碘酊、高锰酸钾、升汞、甲醛等消毒剂及硫酸锌配伍，与肥皂、碱、铅、锌、铝相遇，则消毒防腐能力降低。③本品对芽孢、病毒无效。

【贮藏】遮光，密闭保存。

（五）醋酸氯己定酊

【组成】本品由醋酸氯己定、75% 乙醇溶液配制而成，浓度为 0.05%。

【作用与用途】消毒，防腐。用于皮肤消毒。

【用法用量】外用。

【注意事项】①忌与肥皂、洗衣粉、红汞、碘同用。②本品与铝接触可降低杀菌效力，与铜接触能增强其消毒防腐效力。

【贮藏】密闭保存。

（六）复方苯酚溶液

【组成】本品由液化苯酚、碳酸氢钠、甘油、乙醇、纯化水配制而成。

【作用与用途】消毒，杀菌。用于手术器械的浸泡消毒。

【用法用量】外用。将器械洗净、擦干，加盖浸泡 30min 以上。

【注意事项】①本品对皮肤和黏膜有较强的刺激性和腐蚀性，被消毒品应用灭菌水冲洗后使用。②本品性质较不稳定，浸泡手术器械时应注意定期更换，若溶液颜色变深红、棕红色则不得使用。

【贮藏】遮光，密闭，置阴凉处保存。

第十九节 其他系统制剂

在医院制剂中，还有不少品种可用于神经系统、内分泌系统等的常见病、多发病，是对市售药品的有益补充。

本节主要介绍水合氯醛口服溶液、复方碘溶液、碘化钾口服溶液等 7 种制剂。

（一）水合氯醛口服溶液

【组成】本品由水合氯醛、纯化水配制而成。

【作用与用途】催眠，抗惊厥。用于治疗失眠、烦躁不安（麻醉和手术前及睡眠脑电图检查前解除焦虑）、癫痫及惊厥。

【用法用量】口服或灌肠。常用量为一次 5~15ml，通常一日 1 次。极量为一次 20ml，一日 2 次；或遵医嘱。

【注意事项】①妊娠期和哺乳期妇女禁用（因本品能进入乳汁，可致婴儿镇静，并可能产生撤药综合征）。②本品在患者出现下列情况时应慎用：有药物滥用或依赖史、精神抑郁或有自杀倾向、严重心脏病、胃炎和溃疡病（仅指口服时）、严重肝功能损害、严重肾功能损害以及间歇性血卟啉病（本品可使其急性发作）。③本品口服 40~50ml，可引起急性中毒，致死量平均为100ml 左右。过量中毒者临床上应根据病情，采取洗胃、血液透析、给氧、循环功能支持、心电监护、维持体温等措施。④本品中的水合氯醛有刺激性特臭，在空气中易挥发，宜新鲜配制，配制时不宜加热溶解。此外，紫外线、加热和久贮等均能促进水合氯醛分解。

【贮藏】密闭，置阴凉处保存。

（二）复方碘溶液

【组成】本品由碘、碘化钾、纯化水配制而成。

【作用与用途】补充碘，调节甲状腺功能。用于单纯性甲状腺肿及甲状腺功能亢进者手术前的辅助用药。

【用法用量】口服。常用量为一次 0.1~0.5ml，一日 0.3~0.8ml。极量为一次 1ml，一日 3ml。

【注意事项】①对碘过敏者，妊娠期和哺乳期妇女禁用。②有口腔疾患者（因浓碘液可致唾液腺肿胀、触痛，口腔、咽喉部有灼烧感、金属味，齿和牙龈疼痛，唾液分泌增加）、活动性肺结核患者（碘可溶解病灶组织，加重病情）、急性支气管炎患者、肺水肿患者、高钾血症患者、甲状腺功能亢进患者、肾功能受损者慎用。③本品有刺激性，口服时宜用冷开水稀释后服用。大量饮水和增加食盐摄入量，可加速碘的排泄。④本品使用后能影响甲状腺功能，影响甲状腺吸碘率的测定，甲状腺核素扫描显像结果也受影响，故上述检查应安排在应用本品前进行。

【贮藏】遮光，密闭，置阴凉处保存。

（三）碘化钾口服溶液

【组成】本品由碘化钾、碳酸氢钠、纯化水配制而成。

【作用与用途】补充碘。用于防治地方性甲状腺肿，促进眼玻璃体混浊的吸收，治疗神经萎缩，祛痰等。

【用法用量】口服。一次 10ml，一日 3 次。

【注意事项】①对碘过敏者禁用，不宜用于气管炎与活动性肺结核患者。②孕妇、哺乳期妇女和儿童不宜长期服用，以免引起胎儿、乳儿或儿童甲状腺肿或甲状腺功能异常。③本品口服胃肠道刺激性大，常出现恶心、呕吐、胃痛及腹泻等反应，故不宜空腹服药或所服药液过浓。口服后经胃酸作用可释放出游离碘，能抑制消化酶的作用而影响消化。④本品变色不得使用。

【贮藏】遮光，密闭保存。

（四）碘化钾溶液

【组成】本品由碘化钾、硫代硫酸钠、羟苯乙酯醇溶液、纯化水配制而成。

【作用与用途】补碘。用于防治地方性甲状腺肿，促进眼玻璃体混浊的吸收，祛痰，含碘造影剂的过敏试验。

【用法用量】饭后服用。一次 2~10ml，一日 3 次；或遵医嘱。

【注意事项】①对碘过敏者禁用；肺结核、急性支气管炎患者及眼科局部应用汞制剂者均应慎用。②孕妇、哺乳期妇女和儿童不宜长期服用，以免引起胎儿、乳儿或儿童甲状腺肿或甲状腺功能异常。③本品口服对胃肠道的刺激性大，常出现恶心、呕吐、胃痛及腹泻等反应，故不宜空腹服药或所服药液过浓。口服后经胃酸作用可释放出游离碘，能抑制消化酶的作用而影响消化。④本品变色不得使用。

【贮藏】遮光，密闭保存。

（五）枸橼酸钾口服溶液

【组成】本品由枸橼酸钾、羟苯乙酯、纯化水配制而成。

【作用与用途】补钾，碱化尿液。用于治疗低钾血症、膀胱炎、糖尿病等所致的酸中毒。

【用法用量】口服。一次 10~20ml，一日 2~3 次。

【注意事项】血钾过高者禁用；肾功能不全者慎用。

【贮藏】密闭保存。

（六）甘油氯化钠口服溶液

【组成】本品由甘油、氯化钠、食用香精、纯化水配制而成。

【作用与用途】降低眼压和颅内压。用于青光眼及脑水肿。

【用法用量】口服。一次 50~200ml，一日 1 次，必要时一日 2 次，但需间隔 6~8h。

【注意事项】①本品在美国食品药品监督管理局（FDA）分类标准中归为妊娠分类 B 级，孕妇使用的安全性尚未得到临床证实，慎用。②本品用药后可出现高血糖与糖尿，故糖尿病患者禁用。③年老体弱、肝肾疾病及溶血性贫血患者慎用。④服用本品时不得用开水或饮料送服，服药后 3h 内不宜喝水，以免因血浆渗透压降低而影响疗效。

【贮藏】密封保存。

（七）复方乳酸依沙吖啶散

【组成】本品由乳酸依沙吖啶、氧化锌、硼酸、滑石粉配制而成。

【作用与用途】消炎，收敛。用于新生儿脐带干燥。

【用法用量】外用。撒布于脐带结扎处，用无菌纱布盖好，胶带固定。

【注意事项】用药部位如有烧灼感、红肿等情况应立即停药，并向医师或药师咨询。

【贮藏】遮光，密闭保存。

第二十节　突发事件应急救治制剂

通常来讲，突发事件可分为自然灾害（如地震、水灾、冰雪灾害、火灾）、生产安全事故（如矿难、化学物质伤害）、群体性卫生事件（如药物中毒、常见化学品中毒、食物中毒），其特点是事件的发生往往具有突发性和难以预料性，药材需求多元且保障难度大。

例如，磷弹爆炸产生的磷颗粒在体表燃烧造成磷烧伤时，需用湿布包扎，以隔绝空气，防止继续燃烧，再以 1%~2% 硫酸铜溶液涂抹创面，使磷颗粒生成黑色的磷化铜，便于识别和清除。

磷颗粒清除以后，再用大量等渗盐水或清水冲洗，清除残余的硫酸铜和磷燃烧形成的化合物；然后用 5% 碳酸氢钠溶液湿敷，中和磷酸，以减少其继续对深部组织的损害。需要注意的是 1%~2% 硫酸铜溶液处理磷颗粒时，用量要小，涂抹时间勿超过 20min，以免硫酸铜吸收而引起铜中毒。

又如，芥子气导致皮肤糜烂性损伤时，应及时用 2% 碳酸氢钠溶液冲洗接触部位以减轻损伤。芥子气为糜烂性毒剂，蒸气、雾态和液态的芥子气接触人体皮肤、眼、呼吸道、消化道均可引起不同程度的损伤，较大剂量芥子气经皮肤、呼吸道、消化道吸收后则可致全身吸收中毒。

再如，突发事件中发生的一切开放性损伤均有发生破伤风的可能。破伤风是一种极为严重的高死亡率疾病，是由破伤风杆菌侵入人体伤口，生长繁殖，产生毒素引起的一种急性特异性感染。因而有伤口者必须进行消毒，常用 3% 过氧化氢溶液或 1：1000 高锰酸钾溶液冲洗和经常湿敷。

在突发事件应急救治的药材保障目录中，一般包含抗休克药、麻醉与镇痛药、抗微生物药、止血药、各器官系统用药、抗变态反应药、激素药、维生素及水、电解质和酸碱平衡调节药、生物制品、解毒剂及其他类药物。部分制剂（含临时配制制剂）可以作为市售药品的有益补充。突发事件应急救治的常用制剂见表 7-5。

表 7-5　突发事件应急救治的常用制剂

制剂类别	代表品种	适用范围
麻醉与镇痛药	水合氯醛口服溶液	用于镇静
抗微生物药	甲硝唑氯化钠注射液	用于抗感染
消化系统用药	硫酸镁口服溶液	用于导泻

制剂类别	代表品种	适用范围
呼吸系统用药	氯化铵甘草口服溶液	用于镇咳祛痰
脱水利尿药	甘露醇注射液	用于降低颅内压、眼内压
五官科疾病用药	氯霉素滴眼液、盐酸麻黄碱滴鼻液、氯霉素氢化可的松滴耳液、苯酚甘油滴耳液、复方硼砂溶液等	用于治疗眼部、耳部、鼻部、口腔相关疾病
皮肤疾病用药	醋酸地塞米松乳膏、复方酮康唑氯倍他索乳膏等	用于治疗皮肤相关疾病
其他外用制剂	2% 乙酸溶液、3% 或 4% 硼酸溶液、5% 硼酸软膏剂等	用于对症处理强碱（氢氧化钠、氢氧化钾等）皮肤灼伤，2% 醋酸溶液还可用于对症处理氧化钙（生石灰）皮肤灼伤
	饱和氢氧化钙溶液、氧化镁甘油糊剂	用于对症处理氟酸皮肤灼伤
	1%~2% 硫酸铜溶液	用于对症处理黄磷皮肤灼伤或磷弹导致的烧伤
	1% 碳酸氢钠溶液	用于作为磷或燃烧弹烧伤湿敷液
	2% 碳酸氢钠溶液	用于作为皮肤糜烂性毒剂染毒的冲洗液
	4% 碳酸氢钠溶液	用于作为皮肤糜烂性毒剂呼吸道中毒早期治疗的雾化溶液
	3% 碳酸氢钠溶液	用于促进外伤和烧伤、烫伤创面结痂愈合

制剂类别	代表品种	适用范围
	5% 碳酸氢钠溶液	用于对症处理硝酸银皮肤灼伤，或者冲洗野外蜈蚣咬伤及毒蜂蜇伤的伤口
	1% 或 2% 碳酸氢钠洗胃溶液剂、0.025% 或 0.033% 高锰酸钾洗胃溶液剂、0.2%~0.5% 活性炭混悬液、25% 硫酸钠口服溶液、50% 硫酸镁口服溶液、0.1% 依沙吖啶溶液剂等	用于辅助解救常见药物或化合物中毒

新修订的《药品管理法》第七十六条规定：经国务院药品监督管理部门或者省、自治区、直辖市人民政府药品监督管理部门批准，医疗机构配制的制剂可以在指定的医疗机构之间调剂使用。医疗机构配制的制剂不得在市场上销售。实施医院制剂调剂使用是贯彻落实《药品管理法》《中医药法》《国务院办公厅关于推进医疗联合体建设和发展的指导意见》的具体举措，有利于切实解决患者临床诊疗需要而市场上没有供应的药品短缺问题，有利于推动中医药事业产业融合发展，也有利于具有制剂室的医疗机构保持专业学科健康可持续发展。2019年，国家中医药管理局出台了新的政策，允许国内医院制剂在符合国家规定的条件下，在海南博鳌乐城先行区调剂使用。此外，探索共建制剂室或者建立区域制剂中心已成为必然趋势，这必将进一步促进医院制剂在更广范围内调剂使用。

第一节　医院制剂调剂使用的品种范围

医院制剂调剂使用的品种必须取得有效期内的制剂批准文号，其范围主要涉及两大类：①确因临床必需、市场短缺的化学制剂。②在申请调剂之日前，曾在医疗机构临床使用5年以上（非临床需求、制剂质量原因而停产的其他因素除外）、疗效确切、安全稳定、无严重不良反应的中药制剂。

目前，国内部分省、自治区、直辖市已陆续组织遴选制剂调剂使用目录，并批准目录内的品种可在医联体、医疗集团、专科联盟内调剂使用。拥有百年悠久历史的首都医科大学附属北京世纪坛医院，2018 年医院制剂总产量 94 万余支（瓶），总产值 615 万余元，先后共吸引了北京地区 12 家医院，并承接了 329 种制剂的生产任务，实现了市属医院集团化调剂使用的功能；2019 年江苏省南京市儿童医院、苏州大学附属儿童医院等 13 家医疗机构 40 种儿童专用制剂经批准后被列入调剂使用目录，截至当年年底全省共有 168 家基层医院对其中 35 种制剂提出调剂申请，总调剂量达 28 万盒（瓶、袋）；2019 年青海省印发《青海省扶持和促进中藏医药发展若干措施》，截至当年年底全省共有 14 所中藏医医院牵头建立县域医共体，485 种中藏药调剂到省内 69 家医疗机构使用；2020 年抗击 COVID-19 疫情期间，部分省（自治区、直辖市）药品监督管理部门应急审批了相关中药制剂，并允许在定点救治医疗机构范围内调剂使用。

第二节 医院制剂调剂使用的申请办理

省、自治区、直辖市人民政府药品监督管理部门负责批准医院制剂的调剂使用，通常由制剂调出方提出申请，办理时通常需要提供如下材料。

（1）《医疗机构制剂调剂使用申请表》。

（2）制剂调出和调入双方的《医疗机构执业许可证》复印件、调出方《医疗机构制剂许可证》复印件。经批准委托配制的医疗机构中药制剂应当提供制剂配制单位的《医疗机构制剂许可证》或《药品生产质量管理规范》认证证书复印件。

（3）拟调出制剂的《医疗机构制剂注册批件》复印件。

（4）调剂双方签署的合同或质量保证协议书（明确调剂双方在制剂配制、运输、储存、使用等环节的各方责任）。

（5）拟调出制剂的理由、期限、数量和范围。

（6）拟调出制剂的质量标准、说明书和标签。

（7）调出方出具的拟调出制剂样品的自检报告。

（8）申报材料真实性承诺书。

现有的政策规定申请调剂使用期限一般为1年，超过调剂期限继续调剂的，需在到期前1个月内再次提出申请，上述证明材料无变化的情况下，只需提供《医疗机构制剂调剂使用申请表》、制剂调剂双方签署的合同或质量保证协议书、上年度调剂使用总结报告等。

第三节　医院制剂调剂使用的规范管理

在医院制剂调剂使用期间，调剂双方应遵循《药品管理法》《药品管理法实施条例》《医疗机构制剂注册管理办法（试行）》等有关法规的规定。

一、调出方医疗机构

（1）负责审核调入方的临床使用资质要求、制剂管理条件等，审核合格后方可提出调剂使用申请。

（2）提供本单位《医疗机构制剂许可证》及制剂注册批件，并对调出制剂的质量负主体责任。

（3）建立健全制剂质量管理体系，加强制剂室规范化管理，按批次保存调出制剂的配制文件和记录、调出动向和数量，向调入方提供相应的批检验报告书。

（4）组织对调入方的临床使用调剂制剂进行必要的培训和指导。

（5）加强调出制剂的不良反应监测，参照《药品不良反应信息上报要求》及时上报，必要时应及时停止调剂使用或按要求实施召回。

（6）真实、完整地填写制剂调剂使用记录表，保存至超过制剂有效期1年，但不得少于3年。

二、调入方医疗机构

（1）负责考察调出方的制剂配制质量保证条件，考察合格后方可提出调剂使用申请。

（2）调入的制剂不能超出批准的期限、数量和品种范围。

（3）按规定要求贮存调入的制剂，并做好使用和储存相关记录。

（4）严格按照调入制剂的说明书合理使用，并对超范围使用或者使用不当造成的不良后果承担责任。

（5）在临床使用中加强调入制剂的疗效和安全评估，发生不良反应的，应参照《药品不良反应信息上报要求》及时上报。

（6）真实、完整地填写制剂调剂使用记录表，保存至超过制剂有效期1年，但不得少于3年。

第四节　医院制剂调剂使用的注意事项

为保证医院制剂安全、有效、经济地使用，调入方医疗机构在使用所调剂的制剂过程中，应当把握以下注意事项。

（1）在使用过程中应严格遵循制剂说明书载明的作用与用

途（或功能与主治）、用法用量及注意事项，因临床治疗需要确需超说明书使用的，应经本单位的药事管理与药物治疗学委员会讨论，且医学伦理委员会审核通过后方可使用。

（2）在使用过程中若出现可疑质量问题的，应参照《药品召回管理办法》予以暂停使用，组织收回相应的制剂，及时填写收回记录，并将有关情况向医院制剂调出方反馈。收回记录应包括：制剂名称、批号、规格、数量、收回部门、收回原因、处理意见及日期等。

（3）在使用过程中若发现不良反应的，应参照《药品不良反应报告和监测管理办法》的规定予以记录，及时填表上报，并将有关情况向医院制剂调出方反馈。定期对收集到的制剂不良反应报告和监测资料进行分析和评价，并采取有效措施减少或防止制剂不良反应的重复发生。

参照《药品不良反应报告和监测管理办法》中相关用语的含义，制剂说明书中未载明的不良反应可定义为新的制剂不良反应；说明书中已有描述，但不良反应发生的性质、程度、后果或者频率与说明书描述不一致或者更严重的，应按照新的制剂不良反应处理。因使用制剂引起以下损害情形之一的，则应按照严重制剂不良反应处理：①导致死亡。②危及生命。③致癌、致畸、致出生缺陷。④导致显著的或者永久的人体伤残或者器官功能的损伤。⑤导致住院或者住院时间延长。⑥导致其他重要医学事件，如不进行治疗可能出现上述所列情况的。此外，对于同一制剂（同一调出方、同一制剂名称、同一剂型、同一规格）在使用过程中，在相对集中的时间、区域内，对一定数量人群的身体健康或者生命安全造成损害或者威胁，需要予以紧急处置的事件，则应按照制剂群体不良事件处理。

参考文献

[1] 国家药典委员会．中华人民共和国药典 [S]. 2020 年版．北京：中国医药科技出版社，2020.

[2] 中央军委后勤保障部卫生局．中国人民解放军医疗机构制剂规范：第一册 [S]．2015 年版．北京：人民军医出版社，2015.

[3] 国家药典委员会．中华人民共和国药典临床用药须知 [M]. 北京：中国医药科技出版社，2010.

[4] 国家基本药物处方集编委会．国家基本药物处方集 [M]. 北京：人民卫生出版社，2009.

[5] 金有豫，高润霖．中国国家处方集 [M]. 北京：人民军医出版社，2010.

[6] 屈建，刘高峰，朱珠．中国医院药学学科发展史 [M]. 北京：中国科学技术出版社，2016.

[7] 屈建，刘高峰，朱珠．新中国 70 周年医院药学的发展历程与趋势（Ⅰ）[J]. 中国医院药学杂志，2019，39（24）：2455-2467.

[8] 屈建，刘高峰，朱珠，等．我国医院药学学科的建设与发展（上）[J]. 中国医院药学杂志，2014，34（15）：1237-1246.

[9] 喻维新，赵汉臣，张晓东．药师手册 [M]. 北京：中国医药科技出版社，2019.

[10] 王育琴，李玉珍，甄健存．医院药师基本技能与实践 [M]. 北京：人民卫生出版社，2013.

[11] 陈锦珊，倪冬青，郭东宇．新编护士用药指南 [M]. 北京：

中国医药科技出版社，2013.

[12] 刘卫，陈锦珊．战时伤病的合理用药 [M]．上海：第二军医大学出版社，2014.

[13] 陈锦珊，刘卫．军医、卫生员背囊使用手册 [M]．上海：第二军医大学出版社，2014.

[14] 陈锦珊，郭东宇．合理用药 ABC[M]．上海：第二军医大学出版社，2013.

[15] 陈锦珊，曾棋平，李杰，等．某军队三甲综合性医院制剂发展分析 [J]．解放军药学学报，2017，33（6）：574-576.

[16] 陈锦珊，郑绍忠，杨丽娜，等．某军队三甲综合性医院制剂质量管理 [J]．解放军医院管理杂志，2019，26（2）：197-198.

[17] 郑辉辉，黄燕鹏，陈锦珊．医院制剂文件管理现状分析 [J]．解放军医院管理杂志，2017，24（3）：239-240.

[18] 陈根光，王庆芬，陈锦珊．浅析综合性医院制剂室设备的规范化管理 [J]．医疗卫生装备，2017，38（12）：146-148.

[19] 倪晓霞，王庆芬，陈锦珊．加强医疗机构制剂生产人员培训的实践与思考 [J]．中国药事，2018，32（10）：1419-1422.

[20] 于鲁明．促进我国医疗机构制剂高质量发展[J]．中国政协，2018，6：44.

[21] 战嘉怡．医疗机构中药制剂研发 200 问 [M]．北京：北京科学技术出版社，2013.

[22] 杨志福，李生轶，高洁，等．我国医疗机构制剂的现状分析与发展策略 [J]．中国药房，2014，25（9）：778-781.

[23] 初晓阳，高春红，葛成，等．以患者为中心的个体化制剂新技术研究进展 [J]．中药新药杂志，2018，27（4）：409-416.

[24] 战嘉怡，刘春，丁建华，等．全国医疗机构制剂注册管理现状研究 [J]．中国药事，2015，29（6）：571-576.

[25] 孙路路，徐建立．医院制剂配制实践指南 [M]．北京：中国医药科技出版社，2012.

[26] 刘丽娟，魏爱英．实用医院外用制剂手册 [M]．济南：山东科学技术出版社，1999.

[27] 张爱萍，孙咸泽．药品 GMP 指南：无菌药品 [M]．北京：中国医药科技出版社，2011.

[28] 张琦岩，李中文，赵金玉，等．药剂学 [M]．2 版．北京：人民卫生出版社，2016.

[29] 崔福德，陆彬，张强，等．药剂学 [M]．5 版．北京：人民卫生出版社，2004.

[30] 秦伯未．秦伯未医学名著全书 [M]．北京：中国医药科技出版社，2003.

[31] 张明生．膏方的历史渊源及近年来的研究现状 [J]．中医药临床杂志，2013，25（9）：819-821.

[32] 杨晔颖．膏方中的传统文化内涵探析 [J]．中医教育，2018，37（5）：82-85.

[33] 中华中医药学会．中医养生保健技术操作规范　膏方：ZYYXH/T172-2010 [S]．北京：中国中医药出版社，2010.

[34] 赵非一，陈丽云，燕海霞．秦伯未临诊运用膏滋方组方特色探析 [J]．中国中医基础医学杂志，2016，22（5）：639-641.

[35] 裴河欢，姚宝农，朱开昕，等．医院制剂中药膏方制作工艺探讨 [J]. 中国处方药，2017，15（3）：31-32.

[36] 张家连．个体化膏方制备现状及问题分析 [J]. 实用中医药杂志，2019，35（6）：752-755.

[37] 王国军．浅谈中药膏方制备工艺与质量评价 [J]. 浙江中医药大学学报，2019，43（3）：266-269.

[38] 李淳．中药膏方制备贮存及服用方法探讨 [J]. 亚太传统医药，2016，12（5）：148-149.

[39] 吴镝．膏方的正确服法与注意事项 [J]. 中国医药指南，2012，10（4）：41-42.

[40] 国家卫生健康委办公厅，国家中医药管理局办公室．新型冠状病毒感染的肺炎诊疗方案（试行第七版）[EB/OL]. （2020-03-03）[2020-03-09]. http://www. nhc. gov. cn/ yzygj/s7653p/202003/46c9294a7dfe4cef80dc7f5912eb1989. shtml.

[41] 国家卫生健康委办公厅．消毒剂使用指南 [EB/OL]. （2020-02-18）[2020-03-09]. http://www. nhc. gov. cn/zhjcj/ s9141/202002/b9891e8c86d141a08ec45c6a18e21dc2. shtml.

[42] 国家药典委员会．中国药典分析检测技术指南 [M]. 北京：中国医药科技出版社，2015.

[43] 孙祎敏，李飞．药品微生物检验技术 [M]. 北京：中国医药科技出版社，2013.